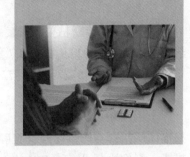

胸腹部CT
诊断精要

陈　斌◎主编

四川科学技术出版社

图书在版编目（CIP）数据

胸腹部 CT 诊断精要 / 陈斌主编 . -- 成都 : 四川科
学技术出版社, 2023.9（2024.7 重印）
ISBN 978-7-5727-1136-7

Ⅰ . ①胸… Ⅱ . ①陈… Ⅲ . ①胸腔疾病—计算机 X 线
扫描体层摄影—影像诊断②腹腔疾病—计算机 X 线扫描体层
摄影—影像诊断 Ⅳ . ① R816

中国国家版本馆 CIP 数据核字（2023）第 170643 号

胸腹部 CT 诊断精要
XIONGFUBU CT ZHENDUAN JINGYAO

主　　编　陈　斌
出 品 人　程佳月
责任编辑　税萌成
助理编辑　刘倩枝
封面设计　星辰创意
责任出版　欧晓春
出版发行　四川科学技术出版社
　　　　　成都市锦江区三色路 238 号　邮政编码　610023
　　　　　官方微博　http://weibo.com/sckjcbs
　　　　　官方微信公众号　sckjcbs
　　　　　传真　028-86361756
成品尺寸　185 mm × 260 mm
印　　张　5.75
字　　数　115 千
印　　刷　三河市嵩川印刷有限公司
版　　次　2023 年 9 月第 1 版
印　　次　2024 年 7 月第 2 次印刷
定　　价　52.00 元

ISBN 978-7-5727-1136-7

邮　　购：成都市锦江区三色路 238 号新华之星 A 座 25 层　邮政编码：610023
电　　话：028-86361770

前言

医学影像学检查在临床上应用非常广泛，可很好地配合临床症状、体格检查结果、医学检验结果等，为最终准确诊断疾病起到不可替代的作用。近年来，随着医学影像领域不断发展，医学影像学检查技术和方法也在不断创新，医学影像诊断已从单一依靠形态变化进行诊断，发展成集形态、功能、代谢改变为一体的综合诊断体系，是现代医学临床工作不可缺少的"助手"。

计算机体层成像（CT）作为一种应用日益广泛的影像学检查手段，正迅速发展。近年来，单层螺旋 CT、多层螺旋 CT（MSCT）、双源 CT 等一大批新设备陆续出现，显著扩大了 CT 在临床诊断治疗中的应用范围，提高了病变的检出率及诊断准确率。

对于影像科年轻医生及在基层医疗机构从事 CT 诊断的医生而言，实践诊断经验的积累及影像诊断思维的培养是一个必须经历的过程。CT 技术的进步和后处理软件的开发，使 CT 在临床疾病诊断和治疗中的作用越来越大，CT 检查技术在胸腹部各系统疾病的诊断与治疗中也在不断发展和变化，因此笔者编写了这本《胸腹部 CT 诊断精要》。

本书从 CT 的基础知识出发，深入讲解胸腹部疾病的 CT 诊断，重点讲解各系统常见病的 CT 诊断，同时也包括少见、罕见病的 CT 诊断。本书在编写过程中，始终将理论与实践相结合，使其兼顾先进性和实用性。本书读者对象为影像科及相关临床科室的医护人员，以及广大基层医疗机构（包括社区卫生服务中心和站点、乡镇卫生院、村卫生室）的医护人员，同时还包括广大医学院校的学生等，可作为其工作和学习的工具书及辅助参考资料。

CONTENTS 目录

第一章 绪论

第一节 CT成像的相关概念

CT使用X线对人体检查部位一定厚度的层面进行扫描,由探测器接收透过该层面上各个方向的人体组织的X线,经模/数转换输入计算机,通过计算机处理后得到扫描层面的组织衰减系数的数字矩阵,再将矩阵内的数值通过数/模转换,用不同的灰度等级在荧光屏上显示出来,即构成CT图像。根据检查部位的组织成分和密度差异,CT图像重建要使用合适的数学演算方式,常用的有标准演算法、软组织演算法和骨演算法等。图像演算方式选择不当会降低图像的分辨率。

一、体素和像素

CT图像形成的处理过程中将人体某一部位有一定厚度的层面分成按矩阵排列的若干个小的立方体,即基本单元,以一个CT值综合代表每个单元内的物质密度,这些基本单元即称为体素。同样,与体素相对应,一幅CT图像是由许多按矩阵排列的小单元组成,这些组成图像的基本单元被称为像素。像素实际上是体素在成像时的表现。

二、矩阵

矩阵表示一个横行、纵列组成的数字阵列。当图像面积为一固定值时,像素越小,组成CT图像的矩阵数目越多,图像的清晰度就越高。目前多数CT图像的矩阵数目为512×512。

三、空间分辨率

空间分辨率又称高对比度分辨率,是在保证一定密度差的前提下,显示待分辨组织细微结构的能力。但总体来说,CT图像的空间分辨率不如X线图像高。

四、密度分辨力

密度分辨力是指分辨两种组织之间最小密度差异的能力。CT图像的密度分辨力一般比普通X线图像高10~20倍。

五、CT值

物质的衰减系数与水的衰减系数之差再和水的衰减系数相比之后乘以1 000所得的量即为CT值,单位为亨氏单位(HU)。水的CT值为0 HU,人体中骨皮质的CT值最高,为1 000 HU,人体中气体的CT值最低,为−1 000 HU,人体中密度不同的各种组织的CT值居于−1 000~1 000 HU。

六、窗宽与窗位

（一）窗宽

窗宽指图像上 16 个灰阶所包括的 CT 值范围，在此 CT 值范围内的组织均以不同的模拟灰度显示，CT 值高于此范围的组织均显示为白色，而 CT 值低于此范围的组织均显示为黑色。窗宽的大小直接影响图像的对比度，加大窗宽，图像层次增多，组织间对比度下降；缩窄窗宽，图像层次减少，组织间对比度增加。

（二）窗位

窗位又称为窗水平，为图像显示过程中代表图像灰阶的中心位置，一般以欲观察组织的 CT 值为窗位。窗位的高低影响图像的亮度，提高窗位，图像变黑，降低窗位，则图像变白。

总之，要获得较清晰且能满足诊断要求的 CT 图像，必须选用合适的窗宽和窗位。

七、伪影

伪影是指在扫描或信息处理过程中，由于某一种或几种原因而出现的人体本身并不存在而图像中却显示出来的各种不同类型的影像，主要包括运动性伪影、高密度伪影和机器故障伪影等。伪影影响图像质量，扫描时应尽量避免，如出现伪影，应查明原因，诊断时应注意与病变部位相鉴别。

八、部分容积效应

当在同一扫描层面内含有两种以上不同密度的物质时，所测 CT 值是它们的平均值，不能如实反映其中任何一种物质的 CT 值，这种现象称为部分容积效应。在 CT 扫描中，凡小于层厚的病变，其 CT 值受层厚内其他组织的影响，所测出的 CT 值不能代表病变真正的 CT 值。如扫描高密度组织中的较小的低密度病灶时，其 CT 值偏高；反之，扫描低密度组织中的较小的高密度病灶时，其 CT 值偏低。

第二节　CT 检查方法

CT 扫描过程中，患者要制动，对儿童或不合作的患者可用镇静剂甚至麻醉药物。胸腹部 CT 扫描前应指导患者练习屏气，避免因呼吸运动产生伪影。腹盆部 CT 扫描患者需口服对比剂。

一、平扫

（一）普通扫描

普通扫描又称非增强扫描，是指不用对比剂增强或造影的扫描。扫描方位多采用横断层面，检查颅脑及头面部病变时，有时可加用冠状面扫描。

（二）特殊扫描

1. 薄层扫描

薄层扫描一般是指扫描层厚小于或等于 5 mm 的 CT 扫描。其优点是可减少部分容积效应，能更好地显示病变的细节。一般用于检查较小的病灶或组织器官，如需进行三维重组图像等后处理，亦需用薄层扫描。扫描层厚越薄，重组图像质量越高。

2. 重叠扫描

重叠扫描指扫描时设置层距小于层厚，使相邻的扫描层面有部分重叠。重叠扫描可减少部分容积效应，避免遗漏小的病灶，但重叠越多，患者接受的 X 线剂量就越大。

3. 靶扫描

靶扫描是指对感兴趣区进行局部放大扫描的方法，可明显提高空间分辨率。主要用于肺部小结节、内耳、垂体及肾上腺等小病灶或小器官的检查。

4. 高分辨率扫描

高分辨率扫描采用薄层扫描、高空间分辨率算法重建及特殊的滤过处理，可取得有良好空间分辨率的 CT 图像，其显示小病灶及细微结构的能力优于常规 CT 扫描。常用于弥漫性实质性肺疾病或肺部结节、垂体、内耳和肾上腺等检查。

二、增强扫描

增强扫描指在血管内注射对比剂后再行扫描的方法。增强扫描的目的是提高病变组织同正常组织的密度差，以显示平扫上未被显示或显示不清的病变，根据病变有无强化及强化类型，协助确定病变的性质。根据注射对比剂后扫描方法的不同，可分为常规增强扫描、动态 CT 增强扫描、延迟增强扫描、双期或多期增强扫描等方式。

三、造影 CT 检查

造影 CT 检查是指对某一器官或结构进行造影后再行扫描的方法，它能更好地显示器官结构和发现病变。造影 CT 检查可分为血管造影 CT 和非血管造影 CT 两种。常用的有动脉造影 CT 和脊髓造影 CT 等。

四、螺旋 CT 扫描

螺旋 CT 扫描是 CT 发展史上的一个重要的里程碑。与常规 CT 扫描不同，螺旋 CT 扫描时，检查床沿纵轴方向匀速移动，同时 X 线球管连续旋转式曝光，采集的扫描数据分布在一个连续的螺旋形空间内，因此螺旋 CT 扫描又称容积 CT 扫描。

近年来出现并迅速在临床应用的多层螺旋 CT（MSCT）技术，其功能进一步完善，具有很多优点：①扫描速度快，大多数检查可在患者一次屏气时间内完成，可有效减少呼吸运动伪影，方便危重患者及婴幼儿患者的检查，并可在注射一次对比剂后完成器官的多期扫描，有利于病灶的检出和定性。②容积数据可避免小病灶的遗漏。③可进行高质量的任意层面的多平面重建、CT 血管造影、CT 灌注成像和 CT 仿真内镜（CTVE）成像等图像后处理，拓展了 CT 的应用范围，诊断准确性也有很大提高。

第三节　螺旋 CT 的进展

MSCT 的问世，是 CT 发展史上的又一个里程碑，极大地扩展了 CT 的应用范围，提高了诊断水平。它不但具有单层螺旋 CT 相对于普通 CT 的所有优点，而且还在此基础上有了实质性的飞跃：①扫描范围更长。②扫描时间更短，最快扫描速度已达每周 0.23 秒。③ Z 轴分辨率高，最小层厚为 0.3 mm 或更薄。④时间分辨率高，可用于心脏等动态器官成像。

MSCT 比单层螺旋 CT 可获得更薄的层厚，可在更短的时间行更长范围的扫描；所得容积信息更为丰富，可进一步改善横断层面重组图像的分辨率，并可得到"各向同性"，即冠状面或矢状面重组图像与横断层面图像分辨率相同的图像；可更快地采集数据和重建图像，缩短成像时间，并可行实时成像，实现 CT 透视。

一、螺旋 CT 技术及其临床应用进展

单层螺旋 CT 是在普通 CT 基础上采用滑环技术进行扫描和容积成像的一种检查技术。1998 年 MSCT 的开发应用，是继滑环技术出现以来 CT 史上的一项重要进展，MSCT 的扫描范围进一步扩大，时间分辨率和体轴方向的空间分辨率均显著提高。4 ~ 16 层 MSCT 在国内诸多医院已相继应用并获得良好的效果，2003 年之后，32 ~ 64 层及 64 层以上的 MSCT 也已应用于临床。

多年来，CT 成像技术一直围绕着解决扫描速度、清晰度及扫描范围 3 个制约因素而发展。MSCT 的开发，使三者有机结合起来，可根据临床需要，通过探测器阵列下方的电子开关启动中央小部分、较大部分或全部探测器，获得探测器的不同组合，形成不同层厚的扫描，以达到高分辨率、高速或广覆盖的要求。

与单层螺旋 CT 相比，MSCT 除在探测器结构和数据采集系统两方面改进外，还可进行多种图像重建技术，如多平面重建（MPR）、最大密度投影（MIP）、表面阴影显示（SSD）、容积再现技术（VRT）、曲面重建（CPR）及 CTVE 技术等。此外，MSCT 还可实施部分部位的功能成像，如心功能、脑灌注、腹部脏器灌注及肺功能成像等。

总之，MSCT 保证了复杂扫描程序的稳定性和可行性，快速、大范围的扫描方案可进一步减少对比剂用量，提高 CT 增强效应，减少静脉影重叠，提高血管成像质量。

由于上述软、硬件条件的改进，MSCT 的临床应用范围明显扩大，诊断效果明显提高。例如，孤立性肺结节的检查与诊断、肺间质纤维化病变的分析、肺血管成像对肺栓塞的诊断、支气管树的成像，内耳细微结构的显示，不同部位 CTVE 检查的诊断效果明显提高，冠状动脉成像，尤其是 64 层及以上的 MSCT 可清晰地显示冠状动脉分支（直径 ≥ 1.5 mm），其应用范围已由筛查扩大到诊断。同时，MSCT 可进一步增加单位时间内的检查病例数量，提高临床应用的效价比。另外，低剂量 MSCT 已开始应用于某些疾病的普查，如肺癌、结肠癌和冠心病的普查。但应指出，临床应用 MSCT 时，尤其是对儿童应用时，要把握好适应证，尽量避免不必要的大范围检查和多脏器扫描，以减少 X 线辐射对人体的损伤效应。

二、多层螺旋 CT 的临床应用价值

（一）头部及颈部的应用

头颈部血管成像，尤其是动脉系统的成像，可用于各类脑血管疾病（如脑血管狭窄、闭塞及畸形等）及颈部血管病变（如颈部动脉粥样硬化性疾病、大动脉炎、动静脉畸形等）的诊断，也可用于评价颅内肿瘤的血供情况及肿瘤压迫和侵犯血管的情况。头部灌注成像，可用于脑梗死的超早期诊断，并有望用于颅内肿瘤的定性诊断。利用骨窗的 MPR 及 SSD，可观察复杂颅骨骨折的范围及程度。

MSCT 的高空间分辨率有利于颅底、眼、耳、鼻、喉等区域精细结构的显示，如中耳及内耳结构的显示。利用中耳 CTVE 技术及 VRT，可模拟术中所见的解剖结构及病变部位。对于空腔结构，如口咽、鼻咽及鼻旁窦等的显示，CTVE 技术也有着重要的作用，其与 VRT 结合使用可更好地显示病变。此外，VRT 尚可用于评价面部及颈部占位性病变（颈动脉体瘤、甲状腺腺瘤等）的血供特点及其与颈部大血管的位置关系等。

（二）胸部的应用

相关软件的开发使 MSCT 对肺部小结节的详细分析和随诊成为可能，并可获得有关小结节的最大径、最小径、形态细节、平均密度和体积等数据。在肺栓塞这类死亡率相当高的肺动脉疾病中，MSCT 凭借其高敏感性及高特异性的特点，已取代传统的核素显像诊断方法，成为肺栓塞诊断的"金标准"。MSCT 在肺静脉疾病中的诊断价值目前尚在探索中，现已取得初步成果。气管疾病，特别是气管及左、右主支气管的疾病，可利用 VRT 或 CTVE 技术进行准确定位，如气管异物、气管内新生物等各种原因引起的气管狭窄等。此外，肺内占位性病变是否导致气管狭窄目前也可利用 CPR 和 MPR 方法进行观察，从而有助于明确病变的良恶性。

高旋转速度、后门控扫描技术及多段重建算法使冠状动脉 MSCT 成像成为可能。这项技术主要应用于冠状动脉狭窄、闭塞、管壁斑块的显示和分析，以及支架、心脏搭桥手术后支架和搭桥血管情况的评价。目前已开发出的心脏应用软件还可用于心功能分析，如计算射血分数等。此外，对于先天性心脏病和心肌病等心脏疾病，还可利用 MPR 等方法对心肌壁结构进行观察和显示。

（三）腹部的应用

空腔脏器的腔内病变可利用 CTVE 再辅以合理的腔内充盈物（空气、阴性或阳性液性对比剂）进行观察。目前，胃、结肠 CTVE 检查已经广泛应用于临床，在胃癌、结肠癌、结肠炎性病变、结肠息肉等疾病的诊断和随访中起到了越来越重要的作用。MSCT 在腹部的应用还包括：腹腔内实质性脏器占位性病变可切除性的评价；肝移植术前受体及供体肝脏情况的评价，如血管受压移位情况、肿瘤与周围重要脏器的位置关系；胰胆管系统疾病（结石、肿瘤等）的成像，尤其是梗阻扩张的胰胆管系统。此外，肝脏、胰腺、肾脏等脏器灌注成像已经在临床逐渐开展，其临床意义有待深入发掘和研究。

（四）大血管的应用

MSCT 可清晰地观察到大血管的狭窄、闭塞、管壁钙化情况及斑块的数目、形态及范围

等，用于确诊各种原因引起的主动脉瘤和主动脉夹层，并可确定病变范围；MSCT 可对支架或置换血管的情况及术后病情进行随访；MSCT 能诊断上肢及下肢动脉粥样硬化性疾病或外伤所致的动脉疾病，以及下肢深静脉血栓等。

（五）盆腔的应用

由于盆腔血管位置较深，使用超声方法较难发现和确诊病变，因此，可利用 MSCT 更好地显示盆腔动、静脉病变，如动脉粥样硬化及深静脉血栓等。盆腔占位性病变，如前列腺、卵巢占位性病变的范围及其与周围脏器的位置关系也可借助 MSCT 予以明确。

（六）脊柱及四肢的应用

MSCT 对骨质和骨骼形态变化的显示较以往的 CT 图像更为清晰、准确。MSCT 与脊髓造影相结合并利用 MPR、MIP 及 SSD 等图像重建方法，可使病变位置的显示更加直观和完整。

三、64 层螺旋 CT 的临床应用

螺旋 CT 突破了传统 CT 的设计，其采用滑环技术，将电源电缆和一些信号线与固定机架内不同金属环相连，运动的球管和探测器滑动电刷与金属环导联。球管和探测器不受电缆长度的限制，可沿人体长轴连续匀速旋转，扫描床也同步匀速递进（传统 CT 扫描床在扫描时静止不动），扫描轨迹呈螺旋状前进，可快速、不间断地完成容积扫描。

螺旋 CT 可因探测器和数据采集系统的数目而命名为多少排 CT 或多少层 CT，多"排"是指纵轴的探测器排列为多个，多"层"则是指探测器组合中纵轴包括多个数据采集系统。其命名不是仅取决于纵轴有多少排探测器，还包括数据采集系统的数目，因为多少数据采集系统决定每旋转一周可获得多少层连续的图像。比如东芝的 4 层螺旋 CT，有 34 排探测器，但只有 4 个数据采集系统，所以只能称为 4 层，而不能称为 4 排。与以往的多层螺旋 CT 相比，64 层螺旋 CT 在技术上的特点有以下几个方面。

第一，以高空间分辨率为基础的纵轴覆盖范围大幅度增加，可同时采集 64 层层厚小于 1 mm 的图像，旋转一圈的覆盖范围最长为 40 mm；薄层扫描实现了真正的容积数据采集，图像分辨率各向同性，可进行横断层面、矢状面、冠状面等任意平面的图像重建，对采集的图像可进行 MPR，也就是说，只需一次扫描并在多个方向进行调整，便可获得任意平面的图像，让医生能更好地了解病变的细节和空间解剖关系。

第二，时间分辨率的空前提高。扫描机架旋转一圈可缩短至 0.33 秒甚至更短。采集同样体积的数据，扫描时间大为缩短，一次屏气 20 秒，可完成体部扫描；扫描的单位时间覆盖率明显提高，患者接受的放射剂量明显减少；扫描时间的缩短使得对比剂的用量明显减少。

第三，成像软件方面有了更完善的改进。采集的数据既可生成常规图像，又可在工作站进行后处理，完成三维立体重建、MPR、器官表面重建等，并能实时或近于实时显示，通过调节重建阈值，可逐层显示软组织和骨性结构，尤其适用于头颅、颌面部、脊柱、骨关节等部位三维结构的显示，可获得更加精细的三维立体图像。另外，由于分辨率的各向同性，在得到常规断面图像结果的同时，可获得近似于内镜检查所获的管腔内部结构的信息，适用于鼻旁窦、气管和支气管、胃肠道及血管等管腔结构的显示，还可进行不同角度的旋转、不同颜色的标记，使图像更具立体感，更直观、逼真。

第四，64 层螺旋 CT 技术上的突破带来了其临床应用上的突破。①心血管检查方面。与以往的螺旋 CT 相比，64 层螺旋 CT 在心脏冠状动脉疾病的诊断方面具有明显优势。在对心脏进行高分辨率扫描时，对心率的限制大大降低，多数患者不需要服用降低心率的药物也可行冠状动脉造影 CT 检查，且能清晰地显示冠状动脉有无粥样硬化斑块及斑块的大小、形态，以及有无狭窄及狭窄的程度，可用于冠心病的筛查及冠心病患者治疗前后或手术前后的检查；患者心律不齐对图像清晰度的影响明显减少；与以往的螺旋 CT 相比，其曝光时间缩短 1/4，使不能长时间屏气的重症患者可享受无创性心脏 CT 检查。64 层螺旋 CT 对冠状动脉、心腔、瓣膜等结构的显示已经达到了电子束 CT 的水平，可进行心肌灌注、心肌血流储备测定等心功能检查。能对冠心病冠状动脉病变情况、心肌梗死后心肌存活情况、心功能情况进行评估，能对多数先天性心脏病（包括婴幼儿先天性心脏病）予以明确诊断。与既往的有创性心血管造影检查比较，在对颈动脉、腹部动脉、四肢动脉及其相应静脉等血管成像检查时，可一次注射对比剂显示大范围的血管，减少了对比剂的注射量和放射剂量，克服了有创性造影检查时结构前后重叠的问题，能清晰显示病变情况及其与周围组织的关系，可在普通手术、器官移植及血管移植手术的术前、术后提供详尽的大、中、小血管的形态学及其解剖关系等信息，帮助医生充分了解病变周围脏器的情况，减少手术出血和其他风险，避免周围重要脏器的损伤。②急诊方面。超快速、高分辨率、大范围的扫描，使得即使是对有严重外伤的患者和其他危重症（如主动脉夹层患者）或欠合作的患者（如脑卒中患者），也能在短时间内完成任意部位或全身的 CT 检查，且呼吸和运动伪影少，图像清晰，病灶不易被遗漏。③评价器官生理功能方面。CT 灌注扫描技术可真实反映组织的血流灌注情况。对于脑卒中、颅内肿瘤及其他疾病，64 层螺旋 CT 可实现 CT 血管成像（CTA）和灌注扫描数据的同步采集。注射一次对比剂即可采集纯粹动脉期图像、动态 CTA 图像，同时完成组织灌注检查，便于一秒钟单器官的扫描，也使 64 层螺旋 CT 能进行器官功能灌注成像，从整体上评估器官微血管灌注的变化，了解病变部位血供情况，从而达到对实质性脏器及其疾病的全面分析、诊断。④健康体检方面。64 层螺旋 CT 可行冠状动脉造影 CT 检查，显示冠状动脉有无粥样硬化斑块及其累及范围，以及冠状动脉有无狭窄及其狭窄程度，可用于冠心病的筛查，以尽早对冠心病进行干预。胸部低剂量（20～30 mA）扫描可获得与传统的螺旋 CT 高毫安扫描相同质量的图像，可根据需要做横断层面、冠状面、矢状面等任意平面和三维重建，能早期诊断肺肿瘤，并降低 X 线辐射。

总之，64 层螺旋 CT 的性能、功能肯定比普通 CT 优越得多，但较高的检查价格，也让许多患者望而却步。我们认为，绝大部分常规检查，普通 CT 是能够实现的，部分特殊检查需要采用 64 层螺旋 CT。

四、牙 CT 成像技术的临床应用

过去口腔科检查颌骨及其周围结构的常用技术为常规 X 线摄片，近年来，随着种植牙手术的发展，口腔科医生发现单靠常规 X 线摄片作为术前检查有很大的局限性。目前，已开发有牙 CT 成像软件并逐步应用于临床，这一新技术已经开始逐步取代常规 X 线摄片。牙 CT 成像软件是一种特殊的检查技术和软件，它通过横断层面 CT 薄层扫描，可重建获得颌 - 口腔全景图像和各方位断层图像，图像清晰、直观，已被成功用于种植牙手术术前测量及口腔炎症、口腔肿瘤和口腔上颌窦瘘等多种疾病的诊断。

（一）牙 CT 成像技术

1987 年，Schwarz 成功开发牙 CT 成像软件，之后，随着 CT 扫描技术的发展，其成像质量和扫描速度日新月异。

由于上、下颌骨结构复杂，常规 X 线摄片难以较好地显示其曲面的弓状结构，即使曲面断层摄片也存在重叠现象。另外，在常规 CT 成像时，高密度牙齿的重叠可掩盖其邻近结构，而且口腔修复材料造成的条纹伪影常使 CT 图像质量下降。而牙 CT 成像软件可用颌骨薄层横断面 CT 扫描的原始图像重建出多幅口腔全景图像和多方位断层图像，能有效克服常规 CT 成像的缺点。

牙 CT 扫描一般要求用螺旋 CT 或多排螺旋 CT，并具备独立工作站和配置该成像软件。横断层面扫描方向为从下往上，需同牙槽骨或牙齿咬合面平行，层厚 1 mm，使用骨标志物检测，扫描野 12 cm，矩阵数目为 512×512，电压 140 kV，电流 70 mA，上下颌骨分 2 次成像。

横断层面扫描完成后，放射科医生选择显示颌骨曲面最为完整的层面沿颌骨曲面在其中央放置 6 个光标点。该软件自动把光标点连成一光滑曲线，以此为中心重建出颌骨中心全景图像及颊面和舌面的多幅全景图像。接着，该软件又自动绘制出同上述光滑曲线垂直、间隔通常为 2 mm 的标记线，并在各标记位置重建出断层图像，每幅断层图像都可在全景图像上找到其对应位置，定位方便、直观。因此，每次 CT 扫描结束后，可获 3 组图像：横断层面原始图像、全景图像和断层图像，它们从不同角度展示颌 – 口腔部复杂的解剖结构。经重建后的断层图像能消除常规冠状面 CT 扫描时由口腔修复材料引起的条纹伪影的干扰，这是因为该类伪影在重建过程中沿牙冠被投射到颌骨之外而避免了重叠。

（二）临床应用

1. 牙种植

以往，口腔科医生在用曲面断层摄片判断颌骨有无足够骨组织来容纳种植牙时会遇到不少困难，有时结果欠准确。同时，X 线片对下颌神经等重要结构的显示缺乏立体感。牙 CT 成像软件使这些难题得以解决。该技术能从 3 个方位显示颌骨，在术前能准确测量颌骨高度、宽度和厚度，准确定位下颌神经管、颏孔、下颌孔、切牙孔和上颌窦等重要结构，帮助口腔科医生选择种植体植入的最佳位置，并避免手术时损伤重要组织结构，减少并发症。该软件尚可同时显示患者有无合并上颌窦病变、牙周炎或牙髓炎、硬化性骨髓炎、根管治疗或其他外科手术后的改变、牙根残留和解剖变异，为手术顺利进行做好准备。

2. 炎症的诊断

牙 CT 成像软件能区分牙周炎和牙髓炎，并确定炎症范围及颌骨硬化与吸收的程度。可发现牙周炎和牙髓炎患者上颌窦的病变，在重建图像上表现为以根尖为中心突入上颌窦内的炎性软组织。

3. 肿瘤和囊肿的鉴别

常规 X 线摄片鉴别囊肿与良恶性肿瘤有一定困难。牙 CT 成像软件通过消除伪影和三维立体显示病灶，能准确检出病变并判断骨皮质是否完整、病变大小和周围结构有无累及。囊肿和良性肿瘤生长缓慢，可表现为膨胀性改变，骨皮质变薄；恶性肿瘤生长迅速，骨皮质破坏、缺损。对于颌骨占位性病变，牙 CT 成像软件可了解病变大小、牙根有无累及和下颌神经管的位置等，对手术方案的设计有重要意义。另外，薄层扫描为高分辨率成像技术，骨标志物检测能显示一定程度的骨质破坏，因而能为病变的鉴别诊断提供有用的信息。

4. 口腔上颌窦瘘的诊断

口腔上颌窦瘘是磨牙区牙槽嵴处的异常通道，常由拔牙、感染和外伤等引起。由于上颌窦底壁与横断层面扫描方位平行，因此，在常规横断层面 CT 图像上难以显示瘘管，而常规冠状面 CT 扫描会产生严重伪影。牙 CT 成像软件则可直观而清晰地显示瘘管的大小和位置，指导手术修补。

5. 牙根部病变的分析

牙根，尤其是磨牙部牙根，在用口内 X 线摄片时往往相互重叠，这为判断哪一牙根被病变侵蚀及其侵蚀面大小、牙根间和牙根周围骨质有无异常带来困难。而这恰恰对口腔科医生决定是否采取根尖切除术有重要价值。牙 CT 成像软件可用断层图像和全景图像清晰显示病灶与牙根的立体关系，因而很容易被口腔科医生采纳并作为术前指导的方法。

6. 其他

牙 CT 成像软件的三维成像功能可用于颌面部整形手术的术前设计和术后随访。部分整形手术后尚需做种植牙治疗，此时该软件对已矫形的颌面部解剖结构的显示和测量起重要作用。另外，其还可用于显示颌面部外伤引起的细小骨折或复杂骨折及由此引起的并发症，其诊断能力远远超过常规 X 线摄片。牙 CT 成像软件还能清晰显示阻生牙，协助临床做正畸治疗。

总之，高分辨率牙 CT 成像能很好地诊断上、下颌骨的相关病变，能提供常规 X 线摄片和常规 CT 所不能提供的信息。口腔科医生和放射科医生应该相互协作，共同推动该技术的临床应用，使其临床价值在对牙种植的术前指导中得到最大程度的发挥和利用。

第四节　CT 图像特点及分析步骤

一、CT 图像特点

CT 图像是由一定数目由黑到白不同灰度的像素按矩阵排列所构成的。这些像素的灰度反映的是相应体素的 X 线的吸收系数。不同 CT 装置所得图像的像素大小及矩阵数目不同：像素大小可以是 1.0 mm × 1.0 mm，0.5 mm × 0.5 mm 不等；矩阵数目可以是 256 × 256，即 65 536 个，或 512 × 512，即 262 144 个不等。显然，像素越小，矩阵数目越多，构成的图像越细致，即空间分辨率高。但 CT 图像的空间分辨率不如 X 线图像高。

CT 图像以不同的灰度来表示，反映器官和组织对 X 线的吸收程度。与 X 线图像所示的黑白影像一样，黑色影像表示低吸收区，即低密度区，如肺部；白色影像表示高吸收区，即高密度区，如骨骼。与 X 线图像相比，CT 图像有较高的密度分辨力。人体软组织的密度差别虽小，且吸收系数多接近于水，但 CT 也能形成对比而成像，这是 CT 的突出优点。CT 可更好地显示由软组织构成的器官，如脑、脊髓、纵隔、肺、肝、胆、胰及盆部器官等，并在良好的解剖图像背景上显示出病变的影像。

CT 图像不仅以不同灰度显示其密度的高低，还可用组织对 X 线的吸收系数的数值来量化其密度高低，具有一个量的概念。实际工作中，CT 图像密度的量化标准不用 X 线吸收系数表示，而是换算成 CT 值，用 CT 值说明密度，单位为亨氏单位（HU）。

二、CT 图像分析步骤

CT 图像分析时，应做到全面观察，具体分析，结合临床，综合诊断。

（一）全面观察所有影像学资料

首先对所有影像学资料进行分类、排序，按时间先后进行全面系统的观察，不能遗漏任何的部分和层面，在认识正常与异常解剖生理的基础上，发现异常的影像表现，并且对异常影像进行详细的观察与描述，要从解剖部位、形态、大小、密度、信号、周界状态等方面更加细致地审视。

（二）具体分析所见的异常影像

要按照影像表现的特点进行分类和概括，分析异常表现所代表的病理意义。要注意从病变的位置及分布、边缘及形态、数目及大小、密度或信号和结构、周围情况、功能变化、动态发展等方面逐一进行分析。根据异常影像表现的特征，概括、推断异常影像所反映的基本病理变化，并结合临床进一步推断是何种疾病所致。

（三）结合临床表现分析

异常影像只是疾病发生发展过程中某一阶段、某一方面的反映，存在"同影异病、同病异影"的问题，因此，在具体分析并弄清异常影像代表的病理性质后，必须结合临床症状、体征、实验室检查结果和其他辅助检查结果进行分析，明确该病理性质代表何种疾病。除应了解现病史和既往史、临床体征和治疗经过外，分析时还应注意患者的年龄和性别、生长和居住地区、职业史和接触史以及其他重要检查结果，以求作出正确的诊断。

（四）作出综合诊断

经过观察、分析和结合临床表现后，需结合各种影像检查的结果，作出综合诊断。现代影像检查技术多种多样，相互之间具有互补性，在许多情况下应利用不同检查方法提供的信息进行互相补充、互相参照、互相对比，以从多方位、多角度反映疾病的本质，因此，应强调综合影像诊断的基本原则，即对各种影像学资料进行综合分析、判断，在充分了解临床资料的情况下，按照由影像分析所推断的基本病变的疾病谱和概率分布，作出初步诊断，对于相似的疾病提出鉴别诊断和进一步相关检查的意见或建议。

第二章　呼吸系统疾病的 CT 诊断

第一节　局限性肺病变的 CT 诊断

胸部 CT 是诊断局限性肺病变的主要检查方法，是胸部 X 线摄片的重要补充。由于 CT 图像为断面图像，它克服了胸部 X 线摄片前后重叠导致部分病灶不易被检出的缺陷，能更清晰地显示病变的特征和病变位置，且其密度分辨力高。对于在胸部 X 线片上不易断定肺部有无钙化的单发性肺结节，CT 扫描可作为补充检查，清晰地显示有无钙化及钙化类型。胸部 X 线片多不能显示肺内磨玻璃结节密度影，高分辨率 CT（HRCT）却能显示其细节，使早期肺癌诊断成为可能。多排螺旋 CT 可在患者一次屏气状态下以较薄的层厚完成整个肺部的扫描，获得各向同性的容积数据进行各种后处理，能够发现胸部 X 线片难以显示的小结节及其与周围结构的关系。CT 增强扫描有助于了解病变的血供情况及病变与周围血管的关系，为诊断和鉴别诊断提供依据。

一、孤立性肺结节

孤立性肺结节（SPN）是指不伴有肺不张或淋巴结肿大，边界清晰，直径小于或等于 3 cm 的肺内实质性病变。CT 图像对 SPN 的部位、形态、边缘、内部结构及其对周围结构的影响等方面的显示明显优于 X 线片，因此 CT 是 SPN 诊断最常用的检查方法。CT 从以下几个方面对 SPN 进行分析和诊断。

（一）结节的部位

一般而言，肺结核结节或结核瘤多发生于右肺上叶尖后段和右肺下叶背段，发生于右肺上叶前段、中叶和下叶基底段的结节以肺癌多见，位于肺门附近者以恶性肿瘤多见，位于肺周边部者以良性肿瘤多见。

（二）结节的边缘

结节的边缘特征是 CT 鉴别诊断中应仔细观察的要点之一。通常圆形、边缘光整的结节大部分为肉芽肿或错构瘤，少数恶性肿瘤如肺类癌、肺腺癌或孤立的转移瘤也可表现为光整的结节边缘；边缘呈毛刺状或分叶状的结节，恶性可能性大于边缘光整的结节。"胸膜凹陷征"多提示恶性但不具特征性，在肺周围的肉芽肿也可见此征象。

（三）结节的内部结构

结节内有时可见直径为 1～3 mm 的小泡状低密度影，称为"小泡征"，多见于肺癌。良性肿瘤和炎性结节一般密度均匀，后者密度较低，在肺窗向纵隔窗转变时结节消失或大部分消失。在随访过程中，孤立性磨玻璃结节内出现实性成分或部分实性结节变为完全实性结节，提示恶性病变，磨玻璃结节内见到"微血管征"（即结节内见较大血管影）也多为恶性病变。50%的错构瘤可见脂肪密度影。良、恶性结节内均可见空洞，空洞的出现提示病变处于活动过程，对鉴别诊断的帮助不大，但空洞的形态有一定的鉴别意义，恶性结节的空洞多为偏心性或洞壁凹凸不平。SPN 内见到"空气支气管征"可诊断为恶性病变，尤其不能排除细支气管肺泡癌和淋巴瘤两种病变，在 HRCT 图像中见到"空气支气管征"更常见于原发性肺癌。结节内不同的钙化形态也有助于结节的定性诊断，弥漫性、分层状、爆米花样或中心钙化的结节为良性病变，偏心性或散在点状钙化结节良、恶性病变均可见。

（四）结节周围改变

光滑的 SPN 周围有卫星病灶提示为结核，炎性结节的周围可见增粗的血管影，癌性结节的近肺门侧可见增粗的血管影与之相连（"血管集聚征"），邻近胸膜的结节因其内成纤维反应性收缩牵拉胸膜，可形成"胸膜凹陷征"，多见于周围型肺癌，但也可见于肺结核结节。

（五）结节的生长速度

了解结节的生长速度有助于评价其良恶性。SPN 的生长速度常用结节的倍增时间来进行评价，倍增时间是指 SPN 体积增大一倍所需的时间。对于一个球体而言，其体积增大一倍相当于其直径增大 25%，因此，可通过对 SPN 直径增大情况的前后对比确定其倍增时间。有研究显示，肺癌结节的倍增时间为 1 个月到 2 年，但是巨细胞癌（大细胞癌的一个亚型）、肺肉瘤样癌和肺母细胞瘤的倍增时间可小于 1 个月，然而在偶然情况下，肺腺癌和肺类癌的倍增时间可大于 2 年。良性肿瘤多生长很慢或长期不变，倍增时间大于 1 个月者多见于良性病变。

（六）结节的强化

结节的强化程度和时间 - 密度曲线有助于定性诊断，但多缺乏特异性。比较统一的结论是 CT 强化值小于 15 HU 的 SPN 多为良性病变，CT 强化值大于 15 HU 的 SPN 无特异性，炎性病变和恶性肿瘤均可见。结节的强化类型分为 4 型：均匀强化、中心强化、环状强化、边缘强化。均匀强化和中心强化多见于肺癌，后两者多见于结核瘤。有人对 SPN 的强化峰值出现的时间和时间 - 密度曲线进行研究，其结果是肺癌的强化峰值一般出现在注射对比剂 2 分钟以内且通常较偏早。肺的炎性假瘤可呈均匀强化，与肺癌相似。

二、肺部恶性肿瘤

肺部恶性肿瘤包括原发性和转移性肿瘤。原发性肺部恶性肿瘤以支气管肺癌多见，少数为肺类癌、肺肉瘤样癌、肺淋巴瘤等，转移性肺部肿瘤也是常见的肺部恶性肿瘤，全身各部位的恶性肿瘤均可转移至肺部。

（一）支气管肺癌

支气管肺癌简称肺癌，是当前世界各国较常见的恶性肿瘤之一。肺癌的常见临床症状有咳嗽、咯血、胸背痛、食欲缺乏、气短、乏力、发热、胸闷、消瘦等，有时咳出血丝痰可能为唯一症状。约 8%的肺癌患者以转移引起的症状为首发症状。

1. 肺癌的组织病理学分型

肺癌按组织病理学分类分为非小细胞肺癌（包括鳞癌、腺癌、大细胞癌与其他类型癌）和小细胞肺癌。

鳞癌为最常见类型，占肺癌的 40% 以上，多见于 50 岁以上的男性，80% 有吸烟史。好发于叶、段支气管分叉处，但有 1/4 ~ 1/3 发生于小支气管。易坏死形成空洞，发生转移晚。

腺癌约占肺癌的 35%，发生率还在增加，有文献报道称近年来腺癌所占比例明显增加，已取代鳞癌的位置，成为各种性别、种族最为常见的肺癌组织学类型。腺癌以女性多见，好发于肺边缘小支气管的杯状细胞和黏液腺，易向管外生长，早期即可侵犯淋巴结和血管，常较早发生转移，易转移至胸膜引起胸腔积液，也易转移至肺、肝、脑等脏器，是非吸烟患者的最常见肺癌类型。细支气管肺泡癌是腺癌的一个亚型，占 1% ~ 4%，源于细支气管末端的上皮基底细胞和 II 型肺泡上皮细胞，与瘢痕和肺纤维化有关，可局限形成一个结节或发生局限性实变而类似于肺炎，也可多中心弥漫分布。腺癌病程长，淋巴结肿大、胸腔积液和空洞少见。

大细胞癌占肺癌的 2% ~ 9%，又分巨细胞癌和透明细胞癌，以周围型多见。巨细胞癌临床过程凶险，早期即可发生淋巴、血管转移。透明细胞癌以肺上叶多见，早期可发生血管浸润、转移。其他少见类型如黏液表皮样癌和囊腺癌常起源于气管或主支气管，多为局部浸润，生长缓慢，很少转移。

小细胞肺癌是肺癌中恶性程度最高的一种，发生率低于鳞癌和腺癌，约占肺癌的 20%，但近年来似有升高趋势。发病年龄较小，多有吸烟史，目前认为它起源于支气管黏膜的神经内分泌细胞，能分泌异位激素。好发于肺门附近的主支气管，易向黏膜下浸润，常侵犯支气管外肺实质，易与肺门、纵隔淋巴结融合成不规则肿块。该型肺癌生长快，侵袭性强，早期可转移至肝、脑、肾上腺和骨骼，几乎所有患者在诊断时都有淋巴结转移。通常原发肿瘤可能很小，甚至有时 CT 也难以发现。小细胞肺癌很少有空洞。

2. 肺癌的大体分型

在大体病理形态上根据肿瘤的发生部位分为中央型肺癌、周围型肺癌和弥漫型肺癌。中央型肺癌是指肿瘤发生于肺段及肺段以上支气管至主支气管的肺癌；周围型肺癌是指肿瘤发生于肺段支气管以下的肺癌；弥漫型肺癌是指肿瘤在肺内弥漫性生长分布。

3. 肺癌的转移

肺癌可经多种途径发生转移，但以淋巴结转移最为常见，50% 的肺癌病例在诊断时已发现有肺门、纵隔淋巴结的转移。肿瘤在肺内血行转移可形成单发或多发肺结节影，多见于小细胞肺癌，也可转移至远隔脏器，如肾上腺、脑、骨骼和肝脏。胸膜转移可引起胸腔积液和胸膜结节，转移到胸壁可引起胸壁肿块和肋骨骨质破坏，转移至心包可引起心包积液。

4.CT 表现

肺结节或肿块是周围型肺癌最常见的表现，结节多具有前述恶性病变的特征，如边缘不规则，有毛刺、分叶或棘状突起，结节内可见"小泡征"，尤其是肺腺癌和大细胞癌。鳞癌常表现为大的肺内肿块，且多有空洞形成，空洞常为厚壁，内壁多不光整，发生率约 15%，偶见钙化，可为偏心性结节样或中心无定形钙化。弥漫性钙化的黏液腺癌十分少见。中央型结节，其远侧气道阻塞可致肺叶、肺段不张或阻塞性肺炎，多见于鳞癌和小细胞肺癌，后者多有淋巴结肿大，CT 增强扫描延时期图像可清晰区分肿块和不张肺组织。

（二）肺类癌

肺类癌是起源于支气管黏膜的分化良好的低度恶性神经内分泌肿瘤。2004 年，世界卫生组织（WHO）将其分为典型类癌和非典型类癌。由于肺类癌与小细胞肺癌（SCLC）均源于支气管黏膜的支气管 Kulchitzky 细胞（KC），故统称为 Kulchitzky 细胞癌（KCC），其中将典型类癌称为 KCC Ⅰ 型，非典型类癌称为 KCC Ⅱ 型。2010 年，WHO 将肺类癌分为 G1 和 G2 级，可分为中央型和周围型。中央型类癌临床表现有气短、咯血、咳嗽、呼吸困难和胸痛，周围型类癌一般无症状，常为偶然发现。10% 左右的肺类癌患者可有类癌综合征或库欣综合征。CT 增强扫描是诊断肺类癌的金标准，而病理学检查有利于对其正确分型。

CT 表现： 中央型肺癌除见肺门区肿块外，还可见支气管阻塞及肺不张、阻塞性肺炎、肺气肿等。周围型肺癌表现为肺外围结节或团块影，大小不等，平均 2.2 cm，密度均匀，边缘光整，可有浅分叶，但无毛刺，以右肺居多，尤其好发于下叶，极少数可有空洞形成。非典型肺癌可表现为不均匀强化或不强化，薄层 CT 可见结节近侧亚段支气管受侵及远侧透亮度增加，还可见支气管扩张和肺不张。随访复查可见病灶增大，但胸内淋巴结肿大和胸腔积液少见。

（三）原发性肺淋巴瘤

淋巴瘤包括霍奇金淋巴瘤和非霍奇金淋巴瘤（NHL），是全身性淋巴组织的恶性肿瘤，约占全身恶性肿瘤的 5.3%。肺淋巴瘤分为肺原发性淋巴瘤、肺继发性淋巴瘤、获得性免疫缺陷综合征相关淋巴瘤和器官移植后淋巴增殖。肺原发性淋巴瘤是指仅有肺实质病变而无纵隔、肺门和其他部位淋巴的改变，非常罕见，占肺部恶性肿瘤的 0.5% ~ 1.0%，主要见于 NHL，最常见为黏膜相关淋巴组织淋巴瘤。发病年龄以 40 ~ 69 岁多见，男性多于女性。临床表现取决于肿瘤的部位、大小及并发症，肿瘤较大、位于肺门区或病变的后期，临床可有气急、呼吸困难、呼吸道阻塞等症状，并有不同程度的贫血、消瘦等恶病质表现。恶性程度较发生于淋巴组织的淋巴瘤低，病程进展缓慢，手术治疗效果较理想。肺继发性淋巴瘤多见于霍奇金淋巴瘤，在肺部有病变时几乎都有胸内淋巴结肿大，分为结节型、支气管血管 – 淋巴管型和肺炎肺泡型，肺炎肺泡型可见于 13% 的肺部霍奇金淋巴瘤和 26% 的 NHL 患者中，呈弥漫型肺实变表现者有时难以与肺部感染，尤其是非典型的药物反应相区别，但 CT 显示的纵隔淋巴结肿大和 HRCT 显示的肺实质和肺间质细微结构的改变，有助于本病的诊断，肺穿刺活检是唯一能明确诊断的方法。

CT 表现： ①肺实质单发结节或肿块，轮廓光整或模糊，密度均匀，大小为 1 ~ 8 cm，80% 病例可见偏心性空洞，病变可侵犯胸膜跨叶间裂生长，但很少出现积液，发展缓慢，常可见"空气支气管征"，此特征有助于与肺癌鉴别。②多发结节或肿块，出现边缘清晰或模糊、大小不等的肺结节影。③肺炎样或肺段实变影，可见"空气支气管征"。肺继发性淋巴瘤的 CT 表现为肺结节影并有肺门、纵隔淋巴结肿大，肺内结节可多发或单发，边缘不甚清晰，密度较低，其内可见"空气支气管征"，此为本病的特征性表现，也可有放射状毛刺或卫星状小结节，有的结节可伴有空洞；单侧或双侧肺均可受累，以中下肺多见；胸腔积液和心包积液也为肺继发性淋巴瘤的常见表现。与肺癌、肺肉瘤样癌或转移性肿瘤的结节相似，须结合病史才能作出明确的诊断。

（四）肺假性淋巴瘤

肺假性淋巴瘤是指肺内局部淋巴组织增生性疾病，又称结节性淋巴组织样增生，病因及发病机制至今不清楚，曾被认为是肺淋巴瘤的先兆病变。组织病理学表现类似分化好的小 B 淋巴细胞性淋巴瘤，用免疫荧光技术可区分两者，目前认为其可能与免疫反应异常有关，属于自身免疫性疾病，是一种良性的局限性反应性多克隆淋巴增殖性病变。病变具有相对静止的过程，进展缓慢。平均发病年龄为 65 岁，多见于女性。常无临床症状而在影像学检查中被发现，部分患者可出现气短、咳嗽和胸痛。本病为病理学诊断疾病，因此必须依靠病理活检作出诊断。

CT 表现：常见表现为 SPN，有时可见累及肺叶或肺段的大片实变影，有"空气支气管征"，很少出现空洞、钙化、淋巴结肿大和胸腔积液。偶可表现为多发结节或浸润。

（五）肺转移瘤

肺转移瘤是较为常见的肺部恶性肿瘤，由于肺的特殊解剖功能，肺为转移瘤的好发脏器。多数肺转移瘤患者有原发肿瘤的临床症状和体征，但约 20% 的患者缺乏原发肿瘤的症状和体征，肺部转移瘤少而小时，可无临床症状。

CT 表现：单发性肺转移瘤 CT 表现多呈圆形、卵圆形结节影，很少呈线条状、三角形或不规则形，表面光滑，界线清晰，密度多较均匀，大多数直径小于 2 cm，60% 位于胸膜下，25% 位于肺周围部，67% 位于两肺下叶，结节一般不侵犯邻近支气管，追踪观察过程中 SPN 演变为多发结节则多数情况下原 SPN 可确诊为孤立性肺转移瘤。

三、肺部良性肿瘤

肺部良性肿瘤较为少见，但种类较多，可起源于肺和支气管的所有不同类型细胞，其中以肺错构瘤最为常见，其他包括脂肪瘤、软骨瘤、纤维瘤、平滑肌瘤、血管瘤等。

（一）肺错构瘤

肺错构瘤是肺部最常见的良性肿瘤，占所有 SPN 的第 3 位，占全部肺肿瘤的 8%，占肺部良性肿瘤的 75% ~ 77%。它是因内胚层和间胚层发育异常而形成。根据其发生部位分为周围型和中央型。周围型肺错构瘤是指位于肺段以下支气管和肺内的错构瘤，瘤组织主要由软骨组织构成，并有纤维组织、平滑肌和脂肪等组织，此型较多见，约占 2/3，无恶变可能。多无临床症状而在 X 线检查中偶然被发现。中央型肺错构瘤是指发生于肺段及肺段以上支气管内者，阻塞支气管可引起肺炎和肺不张，临床表现有咳嗽、咳痰、发热、呼吸困难，极少数有咯血等症状。发病年龄为 40 ~ 60 岁，男女之比为 3∶1，生长缓慢，每年其直径可增大 5 mm。

CT 表现：周围型肺错构瘤可见肺内周边部或胸膜下结节或肿块,平均直径为 2.5 cm,一般小于 4 cm,轮廓光整,很少有分叶。3% 的病灶内可见钙化（CT 值大于 150 HU），典型的钙化为"爆米花"样,50% 的瘤体内可见脂肪密度影（CT 值为 − 120 ~ − 70 HU）。HRCT 检查有助于显示和检出小病灶瘤体内的脂肪或钙化部分，其检出率分别是 34% ~ 50% 和 15% ~ 30%。

结节内见到脂肪密度影诊断肺错构瘤是十分可靠的，尤其对直径小于 2 cm 的病灶，如同时可见钙化影和脂肪密度影则可确定肺错构瘤的诊断。随着病灶的增大，钙化出现率增加，直径小于 2 cm 的病灶，10% 可见钙化，而直径大于 5 cm 时，其钙化率增至 75%。但空洞非常少见。增强扫描显示大多数病灶无明显强化，可见肺动脉分支与病灶相连，但肺静脉分支与病灶不相连，这有别于肺癌。中央型肺错构瘤 CT 图像可见主支气管或肺叶支气管内的肿瘤结节，偏于一侧壁，边缘光滑，结节附着处管壁无增厚，发生于肺段支气管的肺错构瘤可仅表现为支气管截断，远端肺组织可有阻塞性肺炎或肺不张的实变影。螺旋 CT 三维重建可从不同方位显示病灶与支气管的关系。

（二）支气管腺瘤

支气管腺瘤是指发生于支气管黏膜下腺体或腺管的一种交界性肿瘤，常具有低度恶性肿瘤表现。80% 起源于肺叶、肺段或亚段支气管，20% 发生于肺外围。本病发病年龄为 35 ~ 45 岁，90% 病例低于 50 岁，是 16 岁以下儿童最常见的原发性肺肿瘤，男女之比为 1∶1。临床表现有咯血、不典型哮喘、较长时间的咳嗽和反复发作的阻塞性肺炎表现，10% 的患者可无症状。支气管腺瘤分为类癌、腺样囊性癌（或称圆柱瘤）、黏液上皮样癌。肿瘤为低度恶性，可转移至邻近区域的淋巴结甚至有远处转移。

CT 表现：支气管腺瘤的常见 CT 表现为主支气管或肺叶支气管内见结节或息肉样影，边缘光滑，阻塞远端可有阻塞性肺炎和肺不张，有时可见支气管扩张。发生于肺内者表现为单发结节影，大小为 2 ~ 5 cm，边缘光滑，可有浅分叶，增强扫描可显著强化。与肺结核、肺癌等鉴别困难时可行支气管镜检查或肺穿刺活检。

（三）肺部其他良性肿瘤

肺部其他良性肿瘤均少见，包括脂肪瘤、软骨瘤、纤维瘤、平滑肌瘤和血管瘤等，除脂肪瘤由于其特征性的脂肪密度影、软骨瘤有特征性钙化而易于诊断外，其他均表现相似。肿瘤可发生于大支气管内或肺内。位于支气管内的肿瘤可引起咳嗽、咯血、发热、胸痛等症状，肺内肿瘤多无明显的临床表现。肺平滑肌瘤可起源于支气管平滑肌、肺血管平滑肌或周围肺实质平滑肌。因此肿瘤可位于支气管内或肺实质内，发病年龄多在 40 岁以下。

CT 表现：肺部良性肿瘤的 CT 表现多无特征性，发生于支气管内者表现为支气管内结节影，无管外侵犯，可引起阻塞性肺炎和肺不张。发生于肺内者多呈孤立结节病灶，圆形或类圆形，可有浅分叶，脂肪瘤结节 CT 值多在－80 HU 左右，软骨瘤结节内可见环形或结节状钙化，增强扫描无强化或仅有轻微强化。

四、肺炎

肺炎是呼吸系统最常见的疾病，是指终末气道、肺泡及肺间质的肺实质性炎症。病因以各种感染最常见，其他病因有理化因素、免疫损伤、过敏及药物所致等。包括细菌、病毒在内的多种病原微生物均可引起感染性肺炎，熟悉肺部炎症的病因和病原微生物对临床治疗具有重要价值，因为不同的病因和病原微生物引起的肺炎治疗方法不同。尽管影像学检查不能确定肺炎的原因，但一些特征性表现依然可有助于缩小诊断范围，以鉴别诊断，指导临床进一步检查和适当的治疗，而且在治疗过程中进行随访检查对判断疗效也十分有用。CT 检查不仅能根据炎性病变的一些特征性表现提出正确的诊断意见，还可指导呼吸科医生进行支气管镜检查，CT 导引下肺穿刺活检也是获取正确临床诊断的重要途径。

由于病原微生物不同，肺炎的影像学表现也不同。一些特殊的病原微生物感染可能产生一些特殊的影像表现，但更多的情况下是存在"同病异影"和"异病同影"的现象，因此影像科医生必须结合临床病史和实验室检查综合分析。

（一）支气管肺炎

支气管肺炎又称小叶性肺炎，多见于婴幼儿和年老体弱者。其病理改变为细支气管壁充血、水肿，肺间质内炎性浸润及肺小叶渗出、炎性病变。本病大多由细菌引起，常见的病原微生物有肺炎链球菌、葡萄球菌、肺炎球菌、流感嗜血杆菌和假单胞菌，此外，也可由病毒和肺炎支原体引起。常为麻疹、百日咳、流感的并发症，腹部手术后和免疫缺陷者也易发生。临床表现为发病急骤，有寒战、高热、咳嗽、咳痰（咳稀薄粉色痰、脓性痰或血性痰）、胸痛、呼吸困难等症状。

CT 表现：病变好发于两肺中下叶中内带，表现为支气管血管束增粗、模糊，并见沿支气管分布的 1 ～ 2 cm 大小的片状影，边缘较模糊，病灶也可融合成较大的片状影，呈地图状外观。HRCT 表现为弥散结节影，典型者呈腺泡样形态，周围可伴发肺气肿或肺不张，"无空气支气管征"。

（二）大叶性肺炎

大叶性肺炎是指病变累及部分或整个肺段、肺叶，以肺泡内弥漫性纤维素渗出为主的急性炎症。病变起始于局部肺泡，并迅速蔓延至一个肺段或整个大叶。临床上起病急骤，常以高热、恶寒开始，继而出现胸痛、咳嗽、咳铁锈色痰、呼吸困难，并有肺实变体征及外周血白细胞计数增高等表现。常为细菌性肺炎，病原微生物以肺炎链球菌最为常见，其次是甲型溶血性链球菌、克雷伯菌、结核分枝杆菌、绿脓杆菌和大肠杆菌等。典型的病理变化过程包括充血期、红色肝实变、灰色肝变期和消散期。

CT 表现：大叶性肺炎以部分或整个肺段或肺叶的均匀实变为特征，其内可见"空气支气管征"，肺叶、肺段体积无缩小，但也可呈多中心分布。消散期呈不规则散在分布的大小不一的斑片状影，易与肺结核或小叶性肺炎相混淆。

（三）间质性肺炎

间质性肺炎系指主要累及肺间质的炎症，常由支原体、病毒、真菌、肺孢子菌等感染引起。多见于小儿，常继发于麻疹、百日咳或流感等急性传染病。病理改变为支气管壁和血管周围、肺泡间隔、肺泡壁及小叶间隔等肺间质的炎症，内有水肿和淋巴细胞的浸润，同时炎症可造成细支气管部分或完全阻塞而产生盘状肺不张。病变常广泛累及双肺各叶，慢性者常伴有不同程度的纤维增生。临床表现有气急、发绀、咳嗽、鼻翼扇动等。

CT 表现：间质性肺炎的常见 CT 表现有小叶中心结节影、网状影、线状影、磨玻璃密度影和支气管血管束增粗等，可合并亚段肺或盘状肺不张。病变分布较广泛，多累及双肺，好发于两肺门区附近及肺下叶。但有时间质性肺炎也可表现为肺叶或肺段大片状阴影，如支原体肺炎和病毒性肺炎。病变吸收缓慢，少数病例可导致慢性肺间质纤维化或支气管扩张等。

五、肺血管性病变

（一）肺血栓栓塞

肺栓塞（PE）是指栓子进入肺动脉及其分支，阻断组织血液供应所引起的病理和临床状态。最常见的栓子是血栓，其余的有肿瘤新生物、脂肪滴、气泡、静脉输入的药物颗粒甚至导管头端等。肺血栓栓塞（PTE）为肺栓塞的最常见类型，占肺栓塞的绝大多数（90%以上），因此临床通常所称肺栓塞即指肺血栓栓塞。

肺血栓栓塞的临床表现可从无症状到突然死亡，常见的症状有呼吸困难、胸痛和咯血，这些症状的发生率均在80%以上。有的患者表现为焦虑，这可能是由疼痛或低氧血症所致。晕厥常为肺梗死的征兆。急性大面积肺血栓栓塞时患者表现为突然发作的重度呼吸困难、心肌梗死样胸骨后疼痛、晕厥、发绀、大汗淋漓、四肢厥冷及抽搐，有时可有右心衰竭、休克表现，甚至发生心搏骤停或心室颤动而迅速死亡。常见体征有呼吸增快、发绀，肺部听诊可闻及肺部湿啰音或哮鸣音、肺血管杂音和胸膜摩擦音，有时有胸腔积液体征。循环系统体征有心动过速、肺动脉瓣第二心音亢进及休克或急、慢性肺源性心脏病相应表现。约40%患者有低至中度发热，少数患者早期有高热。本病20%~30%的患者未及时或未能获诊断和治疗就已死亡，若能及时诊断和给予抗凝治疗，病死率可望降至8%，故早期诊断十分重要。其诊断依赖于临床表现、胸部X线片、肺通气灌注的闪烁扫描及必要时的肺血管造影。目前常规CT肺动脉成像显示栓子已被认为是肺血栓栓塞诊断的"金标准"，双能量CT在单次对比增强检查期间同时提供了肺的解剖和灌注功能信息，提高了外周肺血栓栓塞的检出率，CTPA可做定量分析，分析结果与临床严重程度有很好的相关性，当肺血栓栓塞被排除时，可能作出另一正确诊断。

CT表现：常规CT检查可显示肺动脉大分支栓塞引起的"韦斯特马克征"、血栓栓塞引起的肺动脉增粗和远端血管变细等改变。肺动脉内栓子的直接显示是诊断肺血栓栓塞最可靠的征象，CT增强扫描图像上即可见血栓呈未强化的低密度充盈缺损及血管截断。肺外围部以胸膜为基底凸面朝向肺门的圆形致密阴影及扩张的肺动脉伴远端肺纹理稀疏等对肺血栓栓塞的诊断都具有重要价值。CTPA对肺栓塞的诊断有重要的价值，CTPA诊断中央型肺栓塞的敏感性为82%~100%，特异性为92%~96%，但对于4级以下肺动脉分支的栓塞敏感性为63%~86%。急性肺血栓栓塞的CTPA表现为肺动脉分支的充盈缺损，栓子位于血管腔的中心，或是血管阻断，后者称为"血管切断征"，常引起病变血管的扩张。CTPA有助于发现肺外围部的栓塞病变。慢性肺血栓栓塞表现为栓子在血管内为偏心脏位置，与血管相连呈带状充盈缺损，有时可见栓子钙化。肺动脉较大分支的慢性栓塞可引起近端肺动脉的扩张和外周分支的变细、扭曲。

（二）肺动静脉畸形

肺动静脉畸形是指肺动脉和肺静脉未经肺毛细血管床而直接相通的肺部疾病，由于血液右向左分流，可导致发绀。呼吸困难和咯血是常见的临床表现，大约50%的肺动静脉畸形患者常合并遗传性出血性毛细血管扩张症，分为单纯型肺动静脉畸形（最为常见）和复杂型肺动静脉畸形。肺部CT增强扫描和CTA不仅能显示瘤体本身，而且还能分别显示供血动脉和引流静脉。

CT 表现：平扫呈肺内单发或多发圆形、椭圆形或脐口状结节影，边缘清晰，密度均匀，大小为数厘米，多见于双肺下叶和内 1/3，可见增粗、扭曲的供血动脉和引流静脉与结节相连。采用团注动态增强扫描可见瘤体迅速强化，瘤体强化峰值出现时间与右心室和肺动脉几乎一致，有时可见静脉早显。

（三）肺静脉曲张

肺静脉曲张为一种罕见的肺静脉局限性扩张性血管病变，可独立存在，也可见于二尖瓣病变所致静脉压升高的患者。肺静脉在动脉血进入左心房前弯曲扩张，并有先天性或继发性肺静脉高压，临床上常无症状，也不需要治疗。肺静脉曲张可单发或多发，常见于右侧，尤其是右下肺。

CT 表现：平扫表现为左心房附近肺叶见边缘清晰的圆形或分叶状结节影，有时追踪相邻层面可见其与左心房相连接，增强扫描表现为结节与左心房同步增强，这是其特征表现，而且平扫和增强扫描时曲张的肺静脉和左心房 CT 值一致。

（四）肺出血 - 肾炎综合征

肺出血 - 肾炎综合征是以弥散性肺出血、肺泡内纤维素沉着和肾小球肾炎为特征的一组临床综合征。可能系病毒感染和 / 或吸入某些化学性物质引起原发性肺损害所致。由于肺泡毛细血管膜和肾小球基底膜存在交叉反应抗原，因此可引起继发性肾损伤，故也称抗肾小球基底膜抗体病。本病的特征为肺部浸润、肾小球肾炎、血液和累及的组织中有抗肾小球基底膜抗体。病理见肺泡内出血，肺泡腔内常有吞噬含铁血黄素的吞噬细胞，局灶性肺泡纤维组织增殖。免疫荧光检查显示肺泡间隔和肺泡毛细血管膜有免疫球蛋白和补体 C3，呈线状沉积，肾脏病理改变似急进性肾小球肾炎。此外，早期肾小球毛细血管呈局灶和节段性坏死，后期肾小球周围有淋巴细胞浸润。

本病好发于青年男性，在临床上表现不典型，经常以某一症状为突出表现，易被误诊或漏诊。尽管多数患者具有肾病表现如镜下血尿、蛋白尿及肌酐升高等实验室检查证据，但不少患者有呼吸道症状和体征，临床表现有干咳、气短、乏力、贫血及反复咯血，咯血通常为少量和中等量。呼吸道症状大多数出现在肾脏病变之前，长者数年（最长可达 12 年），短者数月，少数则在肾炎后发生。此外，也可有肝脾大、贫血、高血压和血尿等症状。大多数在数周至数月发展为尿毒症，少数演变较慢，有稳定在原水平或缓解以后又复发者。根据反复咯血、血尿、X 线征象及痰中含铁血黄素细胞阳性即可作出诊断，单纯有肺部表现的则要和特发性肺含铁血黄素沉着症鉴别。肾脏症状出现后诊断较易，但要和坏死性血管炎有肺部及肾脏表现者、尿毒症伴咯血者鉴别。

CT 表现：典型表现为双肺广泛分布的气腔实变影，常以肺门周围和下叶对称分布，类似于肺水肿，肺尖不受累及，实变通常在 2 ~ 3 天吸收而被网合结节影和小叶内间隔增厚所取代，少数为两肺弥漫性或结节状阴影，有时可见淋巴结肿大。

（五）韦格纳肉芽肿

韦格纳肉芽肿是以系统性坏死性肉芽肿性血管炎为特征的自体免疫性疾病，近年来认为其是抗中性粒细胞胞质抗体相关性血管炎。本病依据临床表现与病理改变可分为广泛性韦格纳肉芽肿和局限性韦格纳肉芽肿两类,后者常无肾脏损害。上呼吸道 100% 受累,表现为鼻黏膜溃疡形成、鼻中隔坏死、鼻黏膜增厚;也可有皮肤、黏膜、关节、心脏和中枢神经系统受累。临床症状以鼻部症状常见,肺部病变常引起咳嗽、咯血、胸痛、呼吸急促,偶有大咯血,全身症状有发热、体重减轻。确诊依赖于鼻咽部和肺活检。本病胸部为主要受累部位,胸部影像学表现常首先提示本病,胸部 CT 尤其是 MPR 和三维图像对气管、肺实质和纵隔病变具有良好的敏感性和特异性,为诊断首选的检查方法。

CT 表现:韦格纳肉芽肿最常见的表现为双肺广泛分布的多发结节影和边缘不规则的肿块影,呈散在分布,常为多发,约 25% 的病例为单发。病灶以肺周围或胸膜下多见,大小由数毫米到 10 cm 不等。CT 可显示结节边缘不规则。1/3 ~ 1/2 患者的结节影或肿块内可见空洞,大小不一、形态不规则、洞壁厚薄不均,为本病主要特征。有时可见供血血管影进入病灶。随访可发现病变变化较快,结节影可进行性增大,激素治疗可很快使之消失或留有瘢痕,但其他部位又可出现新病灶,较具特征性。有时可见肺外围由梗死所致的楔形实变影。气管受侵表现为气管支气管壁环形增厚,可为光滑或结节样。10% 以下的病例可见胸腔积液,纵隔、肺门淋巴结肿大相对少见。有时可见局限性或弥漫性肺出血,但均较少见。

第二节　弥漫性肺病变的 CT 诊断

弥漫性肺病变是指由多种疾病在肺部形成的分布较广泛的多灶性病变,其反映在胸部 X 线片和 CT 图像上为多种形态的病灶阴影。致病原因很多,有感染性、吸入性、肿瘤性、药物反应性因素及结缔组织病、呼吸道疾病与一些原因不明的能够引起肺间质和(或)实质病变的疾病。在病变的不同时期,有些疾病主要累及肺实质,有些累及部位先以肺实质为主,以后有肺间质受累,也有些疾病主要累及肺间质。由于肺间质是一种从脏层胸膜走向肺门的连续结构,构成了肺的纤维支架。肺泡壁是由悬吊在纤维索上并覆以 I 型肺泡细胞的肺毛细血管构成,在肺泡壁内是和肺泡基底膜、肺毛细血管和上皮细胞紧密接触的连续的间质。几乎任何累及肺间质的病变不可避免地要同时累及肺泡,加上大部分弥漫性肺疾病在病理报告中都可见到同时累及肺实质和肺间质,若无病理对照,在胸部 X 线片和 CT 图像上对两者作出明确的区别也是很难的。因此,从影像学诊断的角度把它们统称为弥漫性肺病变可能更为适宜。

一、肺水肿和成人急性呼吸窘迫综合征

(一)肺水肿

肺水肿是指在多种系统疾病基础上发生的浆液性液体过多地积聚于肺血管外的状态。过多的液体来自肺血管,积聚在肺间质和终末气管内。

1. 发生机制

正常肺组织通过毛细血管进行血液循环与肺间质之间的液体交换,维持正常的肺内液体平衡,主要依靠毛细血管静水压和毛细血管渗透压。正常时毛细血管内的静水压高于肺间质

的静水压，使毛细血管内的液体向肺间质移动，而毛细血管内的胶体渗透压大于肺间质的胶体渗透压，促使肺间质的液体向毛细血管内移动，由于肺毛细血管与肺间质的静水压差大于两者之间的胶体渗透压差，故液体向肺间质内移动较多。肺间质内的淋巴管再把多余的液体转移到血液循环内，使液体在毛细血管与肺间质之间的移动在正常生理状态下处于动态平衡状态。当毛细血管静水压升高、毛细血管内的胶体渗透压下降或淋巴管回流障碍时则可发生肺水肿。此外，毛细血管内皮细胞之间的连接障碍，可使毛细血管壁的通透性增大，使过多的水分及蛋白质渗入肺间质，也可导致肺水肿。

造成肺毛细血管静水压升高的主要原因是充血性心力衰竭，是由于左心功能不全和机体水含量增加而引起的。急性左心功能不全见于急性心肌梗死和腱索断裂导致的二尖瓣关闭不全；慢性左心功能不全见于二尖瓣狭窄、主动脉瓣膜疾病、扩张型心肌病、陈旧性心肌梗死、高血压心脏病等。机体水含量增加见于急性肾衰竭、输液过量等。毛细血管内的胶体渗透压下降可由多种原因引起，最常见于蛋白质漏出性肾功能不全。毛细血管渗透性增加的原因为毒性气体吸入、胃液吸入、溺水、对比剂过敏、药物过敏、神经源性肺水肿、高原肺水肿、复张性肺水肿、肺脂肪栓塞、闭合性胸部外伤等。根据肺水肿病因分为心源性肺水肿和非心源性肺水肿；根据肺水肿发生部位分为间质性肺水肿和肺泡性肺水肿，但两者多同时存在。

2.临床表现

患者可先有心悸、不安、血压升高、失眠等先驱症状，间质性肺水肿发生后可出现呼吸困难，听诊可有喘鸣音。肺泡性肺水肿时呼吸困难加重，咳泡沫样痰，听诊双肺有湿啰音；还可见肝脾大、周围性水肿等其他充血性心力衰竭的表现，并可见原发疾病的症状和体征。

3.CT表现

不同病因所致的肺水肿CT表现有所差异。心源性肺水肿CT和HRCT通常表现为双肺小叶间隔增厚、磨玻璃密度影或肺实变影，后者多为中心性分布或主要位于两肺基底部，同时可见肺内血管重新分布（上肺血管增粗而下肺血管变细）、支气管血管束周围"袖套"状改变、肺门及周围肺血管模糊等，此外还可见左心室增大，但急性心肌梗死和急性瓣膜功能障碍患者的心脏大小可以是正常的。肾性肺水肿除见双肺磨玻璃密度影或肺实变影外，还可见上、下肺野的肺血管影均较正常时粗。肺微血管损伤性肺水肿除见上述肺水肿表现外，还可见出血及细胞渗出，但肺血管分布正常，无"袖套"状改变，无间隔线，心影不大，肺泡实变时为斑片状影，往往在肺外围分布。不同部位的肺水肿CT表现也不同。间质性肺水肿HRCT主要表现为小叶间隔增厚，其边缘光滑，支气管血管束增粗、光滑，肺内见磨玻璃密度影，可呈两肺弥漫性分布或小叶中心性分布。当病变进展为肺水肿时两肺内有肺泡性实变影，呈小片状影和大片状融合影，以肺门旁或两下肺较为明显，病变区可见"空气支气管征"。

（二）成人急性呼吸窘迫综合征

成人急性呼吸窘迫综合征（ARDS）是指患者在严重损伤，如休克、严重创伤和严重感染后所发生的急性、进行性、缺氧性呼吸困难及顽固性低氧血症。其他病因还包括脓毒血症、氧中毒、近期淹溺、胰源性疾病、烧伤、毒气吸入、病毒性肺炎、肺挫伤、多次输血、镰状细胞危象等。ARDS的发病机制较为复杂，目前仍在研究之中。一般认为各种原因可直接或通过炎症反应损伤肺毛细血管内皮和Ⅱ型肺泡细胞，引起一系列病理生理改变，最近有研究表明,炎症反应是导致肺毛细血管和Ⅱ型肺泡细胞损伤的主要原因。毛细血管内皮细胞损伤后,毛细血管的通透性增加,水分子及蛋白质转移到血管外,引起间质性和肺泡性肺水肿;Ⅱ型肺泡细胞损伤使肺泡表面活性物质生成障碍,肺泡表面的张力增加使肺泡萎陷并加重肺水肿。这些改变导致血氧弥散障碍,肺顺应性下降,严重影响血液循环和肺泡间的气体交换,最终导致血氧分压顽固性下降从而发生 ARDS。该病主要病理改变是毛细血管渗透性增加性肺水肿。

本病临床症状有呼吸困难、发绀,并进行性加重,多伴有表情淡漠或神志恍惚。主要体征为呼吸急促,胸部听诊早期为干性啰音和哮鸣音,进而可闻及湿啰音。实验室检查示动脉血氧分压低于 60 mmHg[①],一般给氧治疗后动脉血氧分压不能恢复。本病的诊断要将临床表现与 X 线片、CT 表现相结合,须与其他原因引起的肺水肿进行鉴别。本病死亡率可为 50% ~ 80%,而 ARDS 的早期诊断可降低死亡率。由于搬运危重患者较困难,故 ARDS 患者很少进行 CT 检查,诊断本病主要依靠 X 线检查,CT 检查主要用于与其他弥漫性肺病变的鉴别。

CT 表现:ARDS 的表现多种多样。早期表现为肺透亮度降低,支气管血管束增粗,肺小叶间隔增厚,有粟粒状、网状边缘模糊渗出影;2 ~ 5 天肺内见弥漫性或斑片状磨玻璃密度或肺实变影,可有网状影重叠,在常规仰卧位 CT 检查图像上,ARDS 的肺实变影自腹侧至背侧逐渐加重,磨玻璃密度影多偏向腹侧,肺含气部分则位于腹侧,实变区可见"空气支气管征",可表现为外围肺野较重或呈中央性分布。心影大小、形态正常,血管蒂宽度正常,这不同于心源性和肾源性肺水肿。

二、大气管病变和支气管扩张

(一)支气管内膜结核

支气管内膜结核(EBTB)是指结核分枝杆菌通过各种途径侵犯气管和支气管黏膜层及黏膜下层,进而累及肌层和软骨的结核病。文献报道有 10% ~ 20% 的肺结核患者合并支气管内膜结核。单纯的支气管内膜结核无典型临床表现,主要症状有咳嗽、咳痰、咯血、发热、盗汗和体重减轻。痰菌检查阳性率不高,极易漏诊和误诊。胸部 X 线平片正常并不能排除支气管内膜结核,而 CT 在诊断早期支气管内膜结核较 X 线摄片更为敏感,MPR 能够提供更多的诊断信息。纤维支气管镜活检是公认的诊断"金标准"。

CT 表现:支气管壁不规则增厚为支气管内膜结核的主要征象,表现为中心性增厚,管腔内径缩小,管壁表面波浪状,增强扫描显示支气管壁明显强化。支气管管腔不规则狭窄、变形及阻塞,可呈串珠样改变,狭窄与扩张相间存在为其较特征性表现。增厚的支气管壁可见多发钙化,范围较广。病变支气管可多支受累,且累及范围较广;还可伴有阻塞性肺气肿、肺炎、肺不张、结核性支气管播散及纵隔淋巴结肿大等。

(二)支气管扩张

支气管扩张是指支气管管腔超过正常范围而永久性或不可逆性改变并伴支气管壁增厚的疾病,多发于中等大小的支气管,可分为原发性和继发性两种。支气管扩张部位与其病因有关。化脓性感染和病毒感染所致的支气管扩张病变多较局限,多见于两肺下叶,左侧多于右

---

① 1 mmHg ≈ 0.133 kPa。

侧；原发性支气管扩张最常见于双肺下叶；黏液清除功能障碍、低丙种球蛋白血症引起的支气管扩张也以双肺下叶分布为主；但肺囊性纤维化、卡塔格内综合征引起的支气管扩张可为弥漫性分布；合并过敏性支气管肺曲霉病的支气管扩张常位于中心区域。临床上以儿童和青少年发病居多。临床表现为患者常有慢性咳嗽、反复咯血、咳大量脓痰，每日痰量可为 100 ~ 400 mL，痰静置后可有 3 层。由于扩张的支气管内分泌物较多，常有反复的肺部感染而致复发性肺炎。尽管支气管造影曾为诊断支气管扩张的"金标准"，但由于其为创伤性检查，因此支气管造影的应用已大大减少。近年来随着 CT 特别是 HRCT 在支气管扩张诊断中的广泛应用，因其敏感性和特异性均较高，有研究认为大多数支气管扩张患者的 HRCT 表现有相当的特异性，结合临床表现即可对本病作出准确诊断。

CT 表现：支气管扩张的 CT 表现多种多样。基本表现是缺乏支气管分支逐渐变细的正常表现，支气管分支管径增大、管壁增厚，腔内可有黏液充填。

支气管扩张分为柱状、囊状和静脉曲张样扩张，混合型扩张也较为常见，但区别的临床意义不大，CT 检查的目的在于诊断和确定病变范围。柱状支气管扩张是指支气管失去正常情况下逐渐变细的状态而呈均匀一致的梭形扩张并突然终止，是支气管扩张中最常见的一型。当扩张的支气管有黏液充填则表现为柱状或结节状高密度影，这多见于特发性、低丙种球蛋白血症及支气管黏液纤毛清除功能降低所致的支气管扩张，局限于中肺部的柱状支气管扩张见于哮喘和过敏性支气管肺曲霉病。囊状支气管扩张为支气管呈球囊状扩大，表现为散在或成簇分布的含气囊腔，其内可见气液平面，大小多在 2 cm 以下。静脉曲张样支气管扩张与柱状支气管扩张相似，但管壁表现为不规则的念珠状改变。

局限性支气管扩张导致肺出血有时可仅表现为磨玻璃密度影和结节状影，短期复查在出血吸收后可显示支气管扩张的典型表现。由支气管扩张所致的复发性肺炎则表现为同一肺叶或肺段的斑片状阴影反复出现、部位固定，多同时可见支气管扩张的典型表现。若无支气管扩张的表现但疑及支气管扩张时，在抗感染治疗后行 HRCT 检查则可明确诊断。牵引性支气管扩张是由于肺部感染、放疗或肺癌末期导致肺实质被破坏、纤维性牵拉所致的支气管扩张，多位于纤维化肺病变周围。

可复性支气管扩张是指儿童细菌性肺炎支气管感染后的短暂性柱状扩张。支气管扩张可在肺炎吸收后持续存在几个月，在之后的随访中恢复正常，因此在儿童肺部有急性感染时诊断支气管扩张须注意。

囊状支气管扩张是由于支气管及周围肺组织慢性化脓性炎症和纤维化，支气管壁内肌肉和弹性组织破坏，导致支气管变形及持久扩张。一些囊性肺病变如肺组织细胞增生症、卡氏肺囊虫肺炎、空洞型肺转移瘤或支气管乳头状瘤表现上类似于支气管扩张，此时识别伴行的肺动脉十分重要，囊状支气管扩张的细小肺动脉常紧贴于扩张的支气管囊壁。此外，囊状支气管扩张一般不常见于肺周围部。

（三）肺囊性纤维化

肺囊性纤维化是一种常染色体隐性遗传性疾病，以外分泌腺功能异常和黏液性物质的分泌过多为特征。本病的发生与水和盐的细胞运转功能缺陷有关。由于支气管黏液腺分泌大量黏液，血清内可含有抑制支气管纤毛柱状上皮细胞活动的物质，可致分泌物潴留在支气管内，引起阻塞性肺不张和继发性支气管感染，葡萄球菌和假单胞菌是常见病原微生物，反复感染可诱发支气管扩张。本病 1 岁前发病者占 7%，平均发病年龄为 2.9 岁，男女之比为 1∶1，肺部症状包括慢性咳嗽、反复肺部感染和进行性呼吸功能不全等。实验室检查示儿童汗液的氯化物浓度大于 40 mmol/L（正常儿童汗液内氯化物浓度为 30 ~ 40 mmol/L）。肺部并发症是最主要的发病和死亡原因。胸部并发症有气胸、咯血、肺脓肿和肺气肿。诊断主要依据临床病史，汗液中有过多的盐（K^+、Na^+、Cl^-）排泄是其特征。肝、胰、胆囊可受侵。

CT 表现：早期 CT 表现为支气管壁增厚伴支气管囊状、柱状扩张，支气管黏液栓表现为"指套"状高密度影，由于黏液栓阻塞细支气管和支气管，可造成两肺过度膨胀、肺大疱形成或支气管柱状、囊状扩张及肺亚段、肺段或肺叶的肺不张，右肺上叶最先受累，常伴有复发性局灶性肺炎。支气管的"袖套"样改变、肺门淋巴结肿大和肺动脉的扩张可引起肺门影增大。

三、小气道病变

小气道是指直径小于 2 mm 的气道，它包括终末细支气管和呼吸性细支气管。小气道病变是指主要发生于终末细支气管及呼吸性细支气管的病变，临床并不少见，它既可源于小气道本身，又可为大的支气管或肺实质病变扩散的结果。由于小气道具有管腔纤细、管壁菲薄、软骨缺如等解剖特点，在病理状态下很容易扭曲或塌陷。小气道虽然数量巨大，但在气道阻力中只占 20% 左右，因此只有破坏严重时才有明显症状及肺功能异常表现。影像学检查是诊断小气道病变的常用方法，但小气道病变患者其胸部 X 线检查常可正常，甚至尽管肺功能测试异常但其常规 CT 检查也可为正常。HRCT 检查由于可显示肺的细微结构，是研究小气道病变的常用检查技术，可早期发现小气道病变，特别是在呼气相时 HRCT 对显示小气道的细微病变有独到之处，与相关临床和病理表现结合可提出更准确的诊断。小气道病变的 HRCT 表现有直接和间接征象，包括小叶中心结节、"树芽征"或呼气相马赛克密度影。

（一）支气管哮喘

支气管哮喘简称哮喘，是在支气管高反应状态下，由变应原或其他因素引起的可逆性的气道阻塞性疾病。重症哮喘的发病率和死亡率较高。哮喘分为内源性哮喘和外源性哮喘，前者是与感染、药物或运动有关的自体免疫现象，后者则是由花粉、动物皮毛、霉菌孢子、尘埃和化学物质等变应原引起的一种速发型过敏反应。机体在发病因素的作用下，免疫因素、神经和精神因素及内分泌因素导致哮喘基本病损的形成。本症存在由免疫介质及淋巴细胞、嗜酸性粒细胞和肥大细胞参与的气道黏膜病理改变过程，由于发病时支气管壁水肿、平滑肌肥大和黏液腺分泌所致的黏液栓阻塞均可导致气体潴留，临床表现为发作性咳嗽和带有哮鸣音的呼气性呼吸困难，可自行或经治疗后缓解。哮喘发病时患者往往先有刺激性干咳，接着咳大量白色黏痰，伴有呼气性呼吸困难和哮鸣音，出现烦躁不安或被迫坐位。体征为胸廓饱满，呈吸气状，叩诊呈鼓音，听诊全肺布满哮鸣音。哮喘的并发症有纵隔气肿和气胸。HRCT 检查的价值在于显示合并的其他病变，如过敏性支气管肺曲霉病及与哮喘相似的过敏性肺炎。重症患者 CT 检查的潜在作用相当广泛，薄层图像可提供肺实质的细节变化，如管壁厚度及气道阻塞程度。

CT 表现：尽管哮喘患者胸部 CT 大多为正常，但在急性发作恶化阶段 CT 可表现为肺充气过度、支气管壁增厚、亚段肺不张和局限性空气潴留等，但即使是严重哮喘患者，肺气肿也少见。哮喘反复发作或并发反复感染可致支气管扩张和肺内纤维条索。支气管壁增厚和密度增高是重症哮喘患者常见的 CT 表现。此外，由于气道阻塞易发生肺炎或周围性肺浸润、支气管黏液嵌塞，可致肺不张。

（二）细支气管炎

细支气管炎是指小气道的感染和纤维化所致的细支气管损伤。增殖性细支气管炎是由支气管腔内有机化性渗出物所致；缩窄性支气管炎，病变主要侵及支气管黏膜和呼吸性细支气管壁；闭塞性细支气管炎是指肉芽肿性炎症主要侵及细支气管和肺泡管所致的小气道阻塞。其病因包括肺部感染、吸烟、吸入有毒气体或粉尘、药物毒性反应、自体免疫性疾病、肺移植和结缔组织病等，但常是特发性的。发病年龄以 40 ~ 60 岁多见，男女发病率相同。临床症状有慢性咳嗽、气短、发热和其他非特异性症状。

CT 表现：细支气管炎 HRCT 主要表现有小叶中心微结节，边缘清晰或模糊，密度不等。其他表现包括马赛克灌注或肺叶性空气潴留、支气管壁增厚、支气管扩张和细支气管扩张、"树芽征"、小叶中心磨玻璃密度影，呼气相 CT 扫描显示肺内斑片状空气潴留，其中"树芽征"提示感染性或炎性细支气管炎。

（三）弥漫性泛细支气管炎

弥漫性泛细支气管炎（DPB）是一种原因不明的、以弥漫存在于两肺呼吸性细支气管和细支气管区域并累及管壁全层的慢性炎症为特征的疾病。主要病理表现为细支气管炎性细胞浸润并向周围蔓延而致细支气管壁增厚。病变主要累及呼吸性细支气管，但最后可向较近端的气道发展，造成继发性阻塞，表现为终末细支气管和呼吸性细支气管的进行性扩张。发病年龄多为 30 ~ 60 岁，患者通常起病隐匿且发病缓慢，主要临床表现为慢性咳嗽、咳痰、活动后气促，重者可伴呼吸功能障碍。患者多有慢性鼻旁窦炎病史，常有反复发作的肺部感染，晚期多伴发绿脓杆菌感染，可导致呼吸功能衰竭，多数预后不良。肺功能检查可表现为显著的阻塞性和轻度的限制性呼吸功能障碍。大部分患者在确诊 DPB 前有被误诊为其他呼吸道疾病而延误治疗的情况，而其影像学表现具有一定的特征性，是提示本病的重要依据之一。

CT 表现：HRCT 可见小叶中心分支状影（扩张的细支气管被分泌物充盈），小叶中心边缘模糊的小结节影（距胸膜面数毫米）；严重病例可见细支气管扩张和管壁增厚，还可见因支气管狭窄、空气潴留所致的胸膜下透亮增强区，即马赛克灌注。

（四）闭塞性细支气管炎

闭塞性细支气管炎是一种在细支气管和肺泡管内存在肉芽组织的肺部疾病，由于瘢痕形成，可造成小气道的广泛闭塞。本病可由多种病因引起，如毒气吸入（如二氧化氮、二氧化硫、氨气、氯气、光气等吸入 1 ~ 3 周），感染（儿童支原体感染、成人病毒感染等），药物性因素（青霉胺等），结缔组织病（类风湿性关节炎、硬皮病、系统性红斑狼疮等），慢性排斥反应（骨髓和心肺移植术后等），囊性纤维化等。发病年龄为 40 ~ 60 岁，男女比例相等。临床症状有呼吸困难、持续性干咳、低热不适，肺功能检查为限制性肺功能障碍。抗生素治疗无效。

CT 表现：HRCT 可见空气潴留的肺叶或肺段呈马赛克灌注、细支气管壁增厚、细支气管扩张，"树芽征"和小叶中心磨玻璃密度影也是常见表现。呼气相 HRCT 扫描时斑片状空气潴留的显示更为清晰。

四、肺气肿

肺气肿是指终末细支气管远端气道进行性、不可逆性的异常扩大，伴有肺泡壁的破坏而无明显的纤维化。肺气肿时肺弹力降低，导致气道阻塞、空气潴留、肺过度充气、气血交换减少，引起低氧血症和高碳酸血症。肺气肿的发病机制至今尚未完全阐明，一般认为是多种因素协同作用形成的。引起慢性支气管炎的多种因素如感染、吸烟、大气污染、吸入职业性粉尘和长期吸入有害气体及过敏等均可引起阻塞性肺气肿。临床工作中诊断的代偿性肺气肿是指由于肺不张、部分肺切除或其他胸部畸形所致的正常肺密度降低和透亮度增加，因为其并没有肺组织破坏，所以并非真正的肺气肿。

肺气肿多见于中老年人，主要表现有劳累性呼吸困难和发绀，常并发肺源性心脏病。影像学诊断术语"肺气肿"不宜与临床诊断术语"慢性阻塞性肺疾病"等同混用，因为一个患者在胸部 X 线片尤其是 CT 图像上可有肺气肿表现而无临床上的慢性阻塞性肺疾病表现，或有慢性阻塞性肺疾病表现而无肺气肿表现，胸部 X 线片和 CT 图像仅能够从形态学上去描述肺气肿，所以在影像学诊断上不要应用临床术语"慢性阻塞性肺疾病"。过去对肺气肿的诊断只能依赖胸部 X 线摄片和肺功能检查，但这两者对肺气肿的诊断均不很敏感，除非是严重的患者，故漏诊率较高。随着 CT 特别是 HRCT 检查技术的广泛应用，由于其能够在肺小叶水平上显示肺气肿的病理解剖，为诊断肺气肿创造了有利的条件。近年来又有文献报告将多层螺旋 CT 定量技术用于肺气肿的诊断。

CT 尤其是 HRCT 在识别肺组织的破坏方面与病理学检查有很好的相关性。肺气肿 CT 表现为低密度无壁，肺血管扭曲和减少。HRCT 能可靠地显示那些在肺功能检查中正常的轻微肺气肿，呼气相 HRCT 检查能够更好地显示肺组织破坏和空气潴留的区域。根据肺组织破坏区的解剖分布，肺气肿分为以下 4 型，其中小叶中心型肺气肿和全小叶型肺气肿有更多的临床症状和体征。

（一）小叶中心型肺气肿

小叶中心型肺气肿是肺气肿中最常见的一型，主要累及部位为第一、二级呼吸性细支气管的腺泡，小叶周围部分的肺泡囊、肺泡管和肺泡不受累，这种破坏导致正常肺和气肿肺肺泡呈并列状，破坏区周围有正常肺组织是其特征。此型肺气肿的病变区分布不均，多位于两肺上叶的尖后段和下叶背段。50%以上的患者有长期吸烟史。

CT 表现：HRCT 表现为次级肺小叶中心肺动脉周围直径大于 1 cm 的局灶性无壁气体密度区，其周围为正常密度的肺组织。早期或轻、中度的小叶中心型肺气肿的低密度区可仅有数毫米。肺血管扭曲和减少。

（二）全小叶型肺气肿

全小叶型肺气肿也称弥漫性肺气肿，是肺气肿中最重要的一型。病变呈均匀分布，非选择性地累及整个肺小叶，扩张的气道使得与原本较大的肺泡管和肺泡之间的正常区别消失。病理改变为从呼吸性细支气管到终末肺泡均扩张，并导致肺远端到终末细支气管的破坏。因其常较严重、在肺内分布范围较广而导致患者呼吸功能丧失。10%～15%的患者有家族史，为常染色体隐性遗传的 α₁- 抗胰蛋白酶缺乏，导致由白细胞携带的蛋白水解酶逐渐破坏肺组织。病变常累及整个肺，以两下肺基底部最严重（因两下肺血流最多）。发病年龄为 60～70 岁，吸烟者发病年龄可在 30～40 岁。

CT 表现：HRCT 表现为弥漫性较大范围的异常低密度区，伴有小叶间隔和血管扭曲及肺大疱。在严重的全小叶型肺气肿中由于广泛肺组织破坏，表现为病变区内血管纹理稀疏变细，形成弥漫性的"简化肺结构"，即肺叶内仅剩下有肺血管、小叶间隔和支气管等肺内支持性结构。这种血管异常在肺组织有明显破坏时才有明显表现，因此，轻度甚至中度的本型肺气肿在 CT 上一般难以确认。全小叶型肺气肿还可引起肺容积增加。

（三）瘢痕旁型或不规则型肺气肿

本型肺气肿是指在肺瘢痕区周围发生的气道扩大和肺组织破坏。肺气肿病变和肺小叶或腺泡的任何部分没有必然联系，故也称为不规则型肺气肿。在肺纤维化区域肺气肿经常合并细支气管扩张，形成"蜂窝肺"。病因包括肺部感染性肉芽肿、机化性肺炎、肺梗死等，如见于肺结核、弥漫性肺纤维化、肺尘埃沉着病（又称尘肺），尤其是在发生团块和进行性大块样纤维化时。

CT 表现：HRCT 可显示肺纤维化区周围肺透亮度增加，血管减少、变形，肺组织结构破坏（无其他各型肺气肿表现时可诊断为本型肺气肿）。

（四）间隔旁型肺气肿

间隔旁型肺气肿也称远侧腺泡型肺气肿、局限性肺气肿等，病变选择性地累及肺小叶的远侧部分，出现局限性的气道扩大和肺组织破坏，因此病变特征性分布于胸膜下区和小叶内间隔周围。

CT 表现：由于本型肺气肿主要发生于肺的胸膜下、小叶间隔旁及血管和支气管周围，因此特别适合用 CT 诊断，典型表现为肺周围部局限性低密度区，HRCT 则可更清晰地显示位于胸膜下区直径为 0.5～1.0 cm 的间隔旁型肺气肿。此型肺气肿可分散存在于其他正常的肺野内，也可与小叶中心型或全小叶型肺气肿共存。肺大疱表现为肺周围部有壁薄的局限性透亮区，直径为 1～2 cm，甚至可大到占据一侧胸腔的 1/3。

五、肺纤维化和自身免疫性肺病变

（一）肺纤维化

肺纤维化是一组以肺间质弥漫性渗出、浸润和纤维化为主要病变的疾病，是不可逆的肺瘢痕。慢性炎症性肺病可吸收，也可机化和发展为纤维化。引起肺纤维化的原因较多，包括慢性感染性肺病、应用化疗药物、放疗、职业性肺病和肺胶原血管病等。此外，还有一类原因不明的肺纤维化，称为特发性肺纤维化，也称纤维性肺泡炎、急性间质性肺炎，临床症状包括进行性呼吸困难和干咳。病理学检查常不可能确定导致肺纤维化的原因，但纤维化的表现和分布可提示诊断。特发性肺纤维化病变主要分布于肺外围胸膜下和下肺野；结节病的肺纤维化呈弥漫性分布或主要分布于上肺野和支气管血管周围；石棉肺的肺纤维化与特发性肺纤维化相似，但典型者有胸膜斑或胸膜增厚；硅肺纤维化在上肺部见球形团块和结节；嗜酸性肉芽肿可见主要分布于上肺的囊腔影，肺基底相对较少；外源性过敏性肺泡炎呈弥漫性累及、随机分布的磨玻璃密度影和胸膜下纤维化。肺纤维化病种繁多，鉴别诊断则要根据临床病史、各项检查和影像学表现进行分析。

CT 表现：HRCT 见小叶间隔和小叶中心间质增厚的线状影、磨玻璃密度影及实变影、胸膜下线状影、蜂窝状影、小结节影、起源于胸膜面的条索状影等。

（二）特发性肺纤维化

特发性肺纤维化是最常见的间质性肺炎，病变常进行性加重，预后较差。本病病因未明。弥散性间质纤维化局限于肺部，肺部病理变化以肺泡壁细胞浸润、增厚与间质纤维化为特点。肉眼观察肺脏质地坚实，有大小不等的囊肿凸出于肺表面，并有交错分布的灰白色纤维素条和瘢痕。镜检示肺组织结构有变形，肺泡表面细胞肿胀，呈正方形或短柱形，肺泡壁增厚，内有灶性出血及成纤维细胞增殖。肺泡腔内有单核细胞、组织细胞、嗜酸性粒细胞及渗出液。早期肺间质水肿，有单核细胞、淋巴细胞及少量浆细胞浸润，随后成纤维细胞和大量胶原纤维出现，部分间质腔几乎完全纤维化；晚期肺泡数量明显减少、变形、闭锁或为残留裂隙状不规则形态，细支气管代偿扩张成蜂窝肺，受累肺脏由于大量纤维结缔组织增殖而收缩，毛细血管数量减少甚至闭锁。病情持续发展，肺组织病理改变亦不停地由早期向晚期发展，故在同一视野中可看到各阶段的病理变化，即肺泡炎、肺泡结构紊乱和蜂窝肺。临床表现以隐匿性进行性呼吸困难为突出症状，可有盗汗、食欲缺乏、体重减轻、消瘦、无力等，还可出现轻度干咳，偶有血痰。体检可表现为呼吸浅速，两肺底吸气末闻及爆破音，50%患者有杵状指（趾）和发绀。晚期病例右心受累，显示为肺源性心脏病的症状和体征，最后多死于呼吸、循环衰竭。肺功能检查表现为进行性限制性通气功能障碍和弥散量减少。HRCT 对特发性肺纤维化的诊断和指导治疗有重要价值，是目前诊断特发性肺纤维化最方便、最敏感的无创性检查手段。

CT 表现：特发性肺纤维化的典型 HRCT 表现包括肺内磨玻璃密度影及实变影、小叶间隔增厚、胸膜下弧线状影，病程较长者可见肺内细网状影、蜂窝状影、支气管肺交界面不规则，蜂窝大小为 2 ~ 20 mm，也可更大。常伴有胸膜增厚、散在肺大疱，纤维化严重区域还可见细支气管扩张。79%的患者病变主要分布于肺外围胸膜下区。上述征象中磨玻璃密度影、细网状影、胸膜下弧线状影及蜂窝状影具有特征性。

（三）结缔组织病相关性间质性肺病

结缔组织病常累及多种脏器，累及肺部时可见间质性肺病。常见的结缔组织病及相关的间质性肺病如下。

1. 系统性红斑狼疮

系统性红斑狼疮是一种累及多系统、多器官的自身免疫性疾病，其主要临床表现除皮疹外，尚有肾、肝、心、肺等器官损害，且常伴有发热、关节酸痛等全身症状。本病以青年女性多见，男女之比为 1 :（7 ~ 9），发病年龄 10 ~ 39 岁者占 73.3%。本病的首发症状为面颊部的水肿性红斑，发生率约50%。双侧颊部红斑可发展至鼻梁，相连形成蝴蝶斑，对本病有诊断意义。30%～70%患者胸部受累，比其他结缔组织病更易影响呼吸系统，胸部临床症状有呼吸困难、胸痛等。

CT表现：少量心包积液和慢性渗出性胸腔积液是最常见的表现，并可引起胸膜增厚。急性期的系统性红斑狼疮性肺炎表现为肺基底部的斑片状实变影和磨玻璃密度影，慢性期见下肺小叶间隔增厚和网状影。气腔结节、支气管扩张和网状结构扭曲少见，肺门、纵隔淋巴结肿大非常少见。心脏增大见于原发性系统性红斑狼疮性心肌病。

2. 类风湿间质性肺炎

类风湿间质性肺炎常引起肺和胸膜的改变，呼吸道症状有发热、呼吸困难、咳嗽及胸痛。类风湿间质性肺炎以慢性纤维性肺炎较常见，其次有渗出性胸腔积液、渐进坏死性结节、类风湿尘肺（Caplan综合征）、阻塞性细支气管炎。肺基底段的纤维化是最常见的表现并可先于关节受累出现，肺纤维化进展缓慢，但也可迅速进展或停止，典型者主要分布于双下肺周围部，与其他原因导致的肺纤维化不能鉴别。患者肺内可见呈周围分布的结节影（称坏死性结节），常小于1 cm，但也可大于5 cm，结节内可有空洞形成。动脉炎、肺动脉高压也可发生。Caplan综合征是指合并类风湿性关节炎的肺尘埃沉着病患者肺部的纤维性结节，诊断可根据肺尘埃沉着病患者血液中类风湿因子阳性或类风湿性关节炎的临床症状和肺部CT表现。

CT表现：①胸膜炎和胸腔积液。这是类风湿间质性肺炎最常见的表现，多为单侧积液，可持续数月不变，多数不伴有肺病变。②渐进性坏死性结节。较少见，表现为团块状病变，常有空洞形成，结节呈两肺多发，大小不等（0.3～7.0 cm）。③肺纤维化。表现有两肺小片状或结节影及细线状或粗网状影和多发囊性病变。④Caplan综合征。患者两肺可见单个或多个圆形影，边缘清晰，大小为0.5～5.0 cm，结节可长期不变或短期增加，还可发生钙化。

3. 硬皮病

硬皮病系一种全身性胶原血管性疾病，表现为结缔组织进行性黏液性水肿、硬化和萎缩，皮肤、肌肉、骨骼系统和多种内脏的小动脉阻塞。病变主要侵犯皮肤、肌肉、骨骼、胃肠道、心脏和肺。本病多发于女性，可发生于任何年龄。其肺部病理变化为广泛的肺间质纤维化，最后形成蜂窝状改变。肺小动脉内膜增生和中层增厚可导致肺动脉高压。临床表现有周身不适、关节痛、神经痛、低热，有时因局部组织缺氧缺血而发白、发绀，食管受累者有吞咽困难，患者因面部皮肤硬化而缺乏表情，呼吸道症状有咳嗽、气急、缺氧并引起发绀和肺功能减退。

CT表现：HRCT显示硬皮病的肺部表现包括小叶间隔增厚、胸膜下弧线影，肺实质内见长2～5 cm、粗细均匀的条带状影，可见磨玻璃密度影、肺内小结节和胸膜下小结节及蜂窝样影。上述病变主要分布于肺周围胸膜下，病变开始为细网状影，以中下肺较明显，随着病变加重而出现带状影、粗网状影伴小结节影，最后形成蜂窝肺，使肺发生硬变，体积缩小。还可见胸膜增厚、粘连，肺门血管增粗，心影增大和心包积液。有时可见食管积气扩张。由于食管受累、吞咽困难导致慢性吸入性肺炎时可见双下肺后段散在斑片影。

4. 干燥综合征

干燥综合征是一种以侵及外分泌腺，尤其是泪腺和唾液腺为特征的自身免疫性疾病。其特点为泪腺和唾液腺分泌减少，形成干燥性角膜结膜炎和口腔干燥。本病是一个全球性疾病，90%以上为女性，发病年龄大多为 40 ～ 60 岁，小儿较少见。由于至今缺少统一的诊断标准，因此该病的患病率很不准确。一般估计为 0.1% ～ 0.7%。干燥综合征分为原发性与继发性两种。原发性干燥综合征是指单纯出现干燥性角膜结膜炎和口腔干燥，不伴有其他风湿性疾病。继发性干燥综合征是类风湿性关节炎、系统性红斑狼疮、淋巴细胞增生性疾病和系统性硬皮病等伴发的口、眼干燥症。干燥综合征肺部受累的发生率估计在 10% ～ 20%，肺部受累的主要病变是间质性肺疾病和小气道肺疾病。呼吸系统病变是由于上、下呼吸道黏膜淋巴细胞浸润和外分泌腺萎缩造成的呼吸道损害。约 25% 的患者因气管及支气管干燥而出现干咳，后期因肺纤维化出现咳嗽和呼吸困难。

CT 表现：干燥综合征分为肺间质增生型、多发肺气囊型和细支气管炎型。肺间质增生型表现为肺内线条状、网状或网状结节影，严重者表现为蜂窝肺，部分病例表现为磨玻璃密度影和散在实变灶，病变主要分布于肺周边部及两下肺；多发肺气囊型表现为两肺多发大小不一的气囊影，其周围肺野的间质性改变轻微；细支气管炎型表现为两肺广泛的细支气管扩张、管壁增厚及腔内黏液嵌塞、"树芽征"、散在实变影和呼气相空气潴留。

第三节　纵隔病变的 CT 诊断

纵隔为胸腔的重要组成部分，位于胸腔中部，两侧胸膜腔之间。前壁为胸骨和相关肋软骨，后壁是脊柱及相关肋骨，两侧为纵隔胸膜，使纵隔和胸膜腔分开。上部与颈部相连，下方延伸至膈肌。其中有许多重要器官和结构，如心脏、大血管、气管、食管等。由于纵隔与颈部筋膜相通，因此在颈部感染时有可能伸展到纵隔。此外，在胚胎发生异常时可于纵隔内任何部位形成囊肿，源于甲状腺或甲状旁腺的肿瘤可移位到纵隔。胸部 X 线片是纵隔病变主要的普及性检查手段，纵隔增宽、移位、轮廓异常和与纵隔分离的肿块均能显示。尽管大部分纵隔病变根据其所在部位和形状可提出一个方向性的诊断，但要评价纵隔肿块是血管性、囊性还是软组织密度，CT 检查通常是必不可少的，且常须同时行 CT 增强扫描，当高度怀疑纵隔血管性病变时 CTA 及图像后处理技术更具优势。

一、纵隔积气

纵隔内有气体聚积时，称为纵隔积气或纵隔气肿。纵隔积气的原因包括自发性、外伤性、食管或气管破裂、胸部术后、气管切开术后及气腹和后腹膜充气术后等。临床上以自发性纵隔积气最常见，大多继发于间质性肺气肿，如支气管哮喘、细支气管炎、肺大疱、肺囊肿等，有文献报告严重急性呼吸综合征（SARS）也可引起自发性纵隔积气。有时剧烈咳嗽、分娩或举重时使得肺泡内压增大，致使肺泡破裂，气体进入支气管血管周围间质，肺间质内的气体可经肺门进入纵隔产生纵隔积气。

纵隔积气临床症状的轻重与积气量、压力高低及发生速度有关。少量积气可无症状，突然发生或大量气体进入纵隔，压迫其内器官，患者可突然感到胸骨后疼痛，并向两肩和两臂放射，疼痛随呼吸或吞咽动作而加重。纵隔积气如较严重，甚至可压迫静脉导致回流受阻，纵隔内气体往往可进入颈部和胸壁，出现皮下气肿。

CT 表现：CT 可显示少量纵隔气肿，比胸部 X 线片更准确可靠。纵隔间隙内可见有透亮的气体密度影，以上纵隔更明显。两侧纵隔胸膜在气体和肺组织的衬托下呈平行的线状软组织密度影。对于婴儿，纵隔内的大量气体可使胸腺显示并向上移。纵隔气肿向下扩散至心脏与膈肌之间，使两侧膈肌与纵隔呈连续状充气，称为"横膈连续征"。左膈上及食管旁气体影是食管损伤或自发性破裂较为特征性的表现。纵隔积气有时与心包积气鉴别困难，纵隔积气能沿主动脉周围进入上纵隔的潜在间隙，而心包积气则很少能超过主动脉弓水平，这是由于心包反折处在升主动脉水平。

二、纵隔感染性病变

（一）急性纵隔炎

急性纵隔炎并不常见，主要病因为食管破裂或穿孔，见于吞咽鱼刺、鸡骨或内镜检查损伤等；引起食管穿孔的其他原因还包括自发性食管破裂、肿瘤坏死侵蚀食管管壁；少见原因如气管插管致气管破裂、食管手术后食管纵隔瘘、邻近脏器感染播散等，有时口腔、颈部的化脓性感染沿颈部深筋膜间隙向下蔓延至纵隔间隙也可引起纵隔感染。病理上当外伤或手术并发症造成气管或食管穿孔时，气体及炎性物质进入纵隔疏松结缔组织内并沿疏松结缔组织蔓延到整个纵隔，当形成脓肿后还可破入胸膜腔形成脓胸及脓气胸，气体还可沿疏松结缔组织到达全身皮下形成皮下气肿。急性纵隔炎常见的临床表现有高热、寒战等毒血症症状及胸骨后疼痛、吞咽困难等。实验室检查可见白细胞计数增高。急性纵隔炎根据病史、临床症状及 CT 表现一般可作出诊断，必要时纵隔穿刺抽出脓液即可确诊。

CT 表现：感染早期纵隔脂肪间隙内可见条索状软组织密度影，随着病变进展可见局部液体积聚和气泡影。对可疑食管穿孔或破裂者行 CT 检查时，可让患者口服含有可溶性对比剂的水溶液并行增强扫描，有助于发现破口位置。

（二）慢性纵隔炎

慢性纵隔炎也称特发性纵隔纤维化，分为肉芽肿性和硬化性纵隔炎，多数由感染所致，大部分源于结核病、组织胞浆菌病、霉菌感染、肿瘤或结节病，少见原因有淋巴道阻塞和自身免疫性疾病。感染可引起纵隔内肉芽组织和纤维组织增生、硬化导致纵隔结构的压迫或闭塞。慢性纵隔炎可发生于各年龄段，但以青年人多见，男女发病率相似。临床症状取决于纵隔内器官受侵及阻塞程度，气管、主支气管、上腔静脉及心包受侵均可发生慢性纵隔炎，最常见的表现有咳嗽、呼吸困难、反复肺部感染、咯血及胸痛，也可有发热、体重减轻等全身性表现。影像学检查对慢性纵隔炎的诊断和治疗起着很重要的作用，CT 和磁共振断面图像可明确诊断和纵隔受侵范围，也有助于最佳治疗方案的选择。

CT 表现：典型表现为纵隔脂肪间隙被浸润性软组织密度肿块充填、包围或侵犯周围结构，中纵隔结构最常受累，包括气管两侧、隆突下及肺门区，前、后纵隔受累较少；也可显示钙化堆积的淋巴结影压迫纵隔内器官。增强扫描可见肿块呈不均匀性强化，并伴有明显的肺动脉高压征象，可清晰显示纵隔血管受压后狭窄的程度。

三、纵隔淋巴结增大

纵隔淋巴结增大是多种肿瘤性病变和炎症性疾病最常见的 CT 表现，也是胸部 X 线片上纵隔增宽的常见原因，由于 CT 具有高密度分辨力和清晰的横断层面图像，因此对纵隔淋巴结检查的敏感性很高，甚至不足 5 mm 的淋巴结都能被发现。纵隔淋巴结的正常大小依赖于其在纵隔内的位置，隆突下淋巴结正常大小的上限为 12 mm，而心膈角区淋巴结通常小于 5 mm。通常认为淋巴结直径大于 20 mm 者多为肿瘤转移引起，成串增大的淋巴结且淋巴门消失应该高度怀疑为病理性的。有些结构在 CT 图像上可类似淋巴结肿大，其中最多见的是血管断面，左肺动脉顶部所形成的图像由于部分体积效应也可类似主动脉窗内的肿大淋巴结，静脉团注增强扫描有利于血管与淋巴结的鉴别。在左肺动脉层面或略高的层面上，有时在升主动脉后方可见一弧线状、新月状或三角形水样密度结构，此结构为心包上隐窝，不应误认为其是淋巴结增大。左、右心耳及胸腺和胸内甲状腺偶尔也会被误认为是纵隔淋巴结增大。因此在观察纵隔淋巴结时，应该了解淋巴结增大最常发生的部位，不要把其他结构误认为是增大的淋巴结，对于可疑患者，MPR 有助于准确评价，同时还应正确认识纵隔淋巴结增大的临床意义。

CT 表现：①淋巴结增大。大部分纵隔和肺门淋巴结转移表现为淋巴结增大，最常见于胸内肿瘤（如支气管肺癌），也可见于乳腺癌、肾癌、睾丸癌、头颈部癌和黑色素瘤等胸外肿瘤，此外，纵隔淋巴结增大也是淋巴瘤最为主要的表现。炎症性病变如结节病、结核和霉菌感染及吸入性疾病如肺尘埃沉着病等也可引起淋巴结增大。②淋巴结钙化。最常见于治愈的肉芽肿性疾病，包括结核、组织胞浆菌病和其他真菌感染及结节病。看到钙化淋巴结几乎可肯定排除恶性病变，艾滋病患者卡氏肺囊虫感染引起的坏死性肉芽肿也可显示钙化淋巴结。吸入性病变如肺尘埃沉着病可合并淋巴结钙化，其钙化可为蛋壳状、中心性或弥漫性，蛋壳状钙化淋巴结还可见于结节病和治愈的淋巴瘤。罕见情况下，淋巴结钙化可见于骨肉瘤、细支气管肺泡癌及结肠、卵巢的黏液腺癌转移。③低密度淋巴结。见于分枝杆菌和霉菌感染的淋巴结及可产生坏死的原发性肺癌、睾丸癌、卵巢癌等原发性肿瘤的转移淋巴结，坏死性淋巴结在活动性肺结核患者中较常见。静脉团注对比剂后增强扫描见大于 2 mm 的淋巴结显示中央性低密度，并伴有边缘不同程度的强化。④淋巴结强化。静脉团注对比剂后淋巴结有明显的密度增加（即 CT 值增加）称为强化，引起纵隔淋巴结显著强化的病变有卡斯尔曼病、血管免疫母细胞性 T 细胞淋巴瘤及富血供的转移瘤，特别是肾细胞癌、甲状腺癌和小细胞肺癌的淋巴结转移。有时在结节病患者中可见明显强化的淋巴结。

四、前纵隔病变

前纵隔病变在 CT 图像上多以肿块为主要表现，多见于不同病因所致的肿瘤性病变，包括胸腺、甲状腺、甲状旁腺及淋巴结、心包、血管和神经来源的肿瘤。通常情况下通过测量肿块的 CT 值可缩小鉴别诊断的范围，肿块含有脂肪、水或钙化密度可提示一些诊断。静脉团注增强扫描显示肿块的不同强化程度和强化形态也有助于确定诊断。前纵隔含有脂肪的肿块，提示畸胎瘤、胸腺脂肪瘤及胸骨旁疝；以水样密度为主的肿块，提示心包囊肿、胸腺囊肿和脓肿、淋巴管瘤及神经源性肿瘤和生殖细胞肿瘤；含有钙化的肿块较多，提示包括胸腺瘤、胸腺癌、类癌、治疗后的淋巴瘤、生殖细胞肿瘤、甲状旁腺瘤及肺尘埃沉着病、结节病、结核和霉菌感染在内所致的淋巴结钙化；增强扫描显著强化的前纵隔肿块，提示富血供病变，如甲状旁腺瘤、卡斯尔曼病和血管源性肿瘤。此外，对于前纵隔病变的鉴别还应结合肿块的位置、形状和临床表现（如症状、体征）及实验室检查等。

（一）胸内甲状腺肿

肿大的甲状腺全部或部分地坠入胸廓入口以下称为胸内甲状腺肿。胸内甲状腺肿多见于女性，男女之比为 1：3，好发年龄在 40～50 岁。气管受压引起的症状最为常见，约有 1/6 的患者无明显症状。肿块压迫胸部，症状有胸闷、胸痛，常呈钝痛，程度不严重。呼吸道症状有咳嗽、气短，严重时则发生呼吸困难。神经刺激症状包括交感神经受压，出现眼睑下垂、瞳孔缩小、眼球内陷；臂丛神经受压可有肩部、上肢疼痛；喉返神经受压可致声音嘶哑；膈神经受压可见呃逆、膈肌痉挛。心血管症状及体征有心慌，心律不齐，颈静脉怒张，面部、颈部、上胸部水肿等。肿块压迫或侵犯食管可出现吞咽困难。此外，有时可见上腔静脉综合征。若患者出现突发性吸气性呼吸困难，可能是腺体嵌顿在胸廓入口，也可能是囊内自发性出血或外伤引起出血所致。若临床上出现无明显诱因的上消化道出血，应考虑胸内甲状腺肿，这是由于肿大的腺体压迫食管产生食管静脉曲张所致。在检查颈部肿块时，若不能触到肿大的甲状腺下极就应考虑胸内甲状腺肿。颈部和胸部 CT 扫描具有诊断性意义，三维重建可直观显示甲状腺肿块与周围组织、器官的关系，文献报告双能量 CT 增强扫描测定肿块碘含量对判断良恶性具有一定的参考价值。

CT 表现：胸内甲状腺肿最常见于前上纵隔和胸廓入口处，肿块多位于气管前方和侧方，多与颈部甲状腺峡部或下极相连，位于气管右侧者多将头臂静脉和上腔静脉向前外侧推移，位于气管左侧者将左颈总动脉和左锁骨下动脉向外侧缘推移，气管多向肿块对侧移位。少数肿块位于气管后方，将气管和食管分离。胸内甲状腺肿的 CT 值高于周围软组织，边界清晰，密度不均匀，局部常有不同形态的钙化灶和单个或多个低密度区，后者为肿块内的囊变坏死或陈旧性出血。增强扫描肿块实性部分呈显著性、持续性明显强化，低密度区不强化，两者间界线清晰，并可显示肿块的血液供应来源，有助于确诊是否为原发性胸内甲状腺肿。当肿块边缘不规则，与邻近结构脂肪间隙不清，包膜中断侵犯周围结构，或有颈部淋巴结肿大时应考虑胸骨后甲状腺癌。钙化在良恶性病变均可见。虽然 CT 检查对甲状腺良恶性病变的判断仍存在一定难度，但可根据病变的一些重要特征在较大程度上作出定性诊断。国内外文献资料表明，CT 区别甲状腺良恶性病变的重要征象是病灶边缘是否规则、清晰，颈部是否存在肿大淋巴结，而病灶密度、钙化、延伸范围及对气管的压迫情况等均无良恶性鉴别意义。

（二）胸腺囊肿

胸腺囊肿在起源上可为先天性、炎症性、退化性或创伤性，甚为少见，约占前纵隔肿块的 3%。先天性胸腺囊肿是起源于胸腺咽管或胸腺导管的异常发育，多因导管未闭合，导管上皮分泌物或出血逐渐扩张而形成囊肿，因此可发现于颈部及纵隔内，以单房多见，囊壁厚薄较均匀，多见于儿童，一般无症状，肿物较大时可压迫邻近脏器而出现症状。炎症性胸腺囊肿可能与人类免疫缺陷病毒（HIV）感染有关。退化性胸腺囊肿与肿瘤有关，特别是淋巴瘤、郎格汉斯细胞组织细胞增生症（LCH）及胸腺瘤在肿瘤放疗或化疗后形成。创伤性胸腺囊肿由纵隔挫伤或胸部手术所致。临床症状与胸腺囊肿的不同起源有关。

CT 表现：先天性胸腺囊肿表现为前纵隔圆形或椭圆形囊性肿块，壁薄、边缘光滑，CT值为水样密度，部分病例囊内有蛋白成分或出血，使密度增高，类似软组织密度，增强扫描无强化。与退化、炎症、创伤有关的胸腺囊肿常为壁厚或含软组织成分的肿块。大多数胸腺囊肿为单房性，而炎症性囊肿往往为多房性。极少数囊壁可见弧形钙化，若见到有明确的囊壁或伴有钙化时强烈提示为后天性者。

（三）胸腺增生

胸腺增生是指胸腺体积大小和重量的全面增加，而显微镜下表现正常，多发生于急性疾病、应用肾上腺糖皮质激素或放疗及化疗后（主要是淋巴瘤和生殖细胞瘤）的胸腺反跳性再生。胸腺增生好发于青春期，为儿童最常见的前纵隔肿块，也是重症肌无力最常见的原因，有45%～65%的重症肌无力患者可发现胸腺增生。常见病因有甲状腺功能亢进、毒性弥漫性甲状腺肿、原发性甲状腺功能减退治疗后和特发性甲状腺增大等。组织学表现为胸腺淋巴滤泡增生和髓质扩大。

CT 表现：胸腺实质弥漫性增大，密度增高，CT 值接近胸壁肌肉密度，多数仍能保持正常的形态，偶尔呈圆形。增强扫描有轻度强化。也有接近一半的胸腺增生患者的胸腺大小可正常。

（四）胸腺肿瘤

胸腺肿瘤以上皮性肿瘤最为常见，其他的有胸腺脂肪瘤、生殖细胞肿瘤、类癌、霍奇金淋巴瘤等，但均很少见。胸腺上皮性肿瘤包括胸腺瘤和胸腺癌。

1. 胸腺瘤

胸腺瘤是前纵隔最常见的原发性肿瘤，多见于 40 岁以上患者，70% 发生于 50～60 岁，少数发生于青年人，儿童少见，男女发病率相等。大约 95% 的胸腺瘤发生在前纵隔，少数发生在纵隔以外的部位，如颈部、肺门和肺实质内。胸腺瘤起病隐匿，常无任何临床症状，待肿瘤逐渐长大压迫周围组织或结构时才出现相应症状，或在体检时发现。有时因肿瘤占据纵隔可引起局部症状，胸部钝痛、气短和咳嗽是最常见的局部症状，也可见肿瘤压迫或侵犯导致患者患上腔静脉阻塞综合征；膈神经受累可致膈肌麻痹；喉返神经麻痹可致声音嘶哑等。胸腔积液和心包积液为较严重的临床表现。18% 的胸腺瘤患者可出现体重减轻、乏力、发热、盗汗和其他全身症状。40% 的胸腺瘤患者常伴有各种疾病：①重症肌无力。重症肌无力是胸腺瘤患者最常见的伴随疾病，约有 30% 的胸腺瘤患者伴有该疾病，10%～15% 的重症肌无力患者有胸腺瘤。②单纯红细胞再生障碍。胸腺瘤所伴随的严重贫血是骨髓中的红细胞再生障碍所致。约有 50% 的单纯红细胞再生障碍患者伴有胸腺瘤，仅有 5% 的胸腺瘤患者伴有单纯红细胞再生障碍。③低丙种球蛋白血症。胸腺瘤特别是梭形上皮细胞型胸腺瘤可伴有获得性低丙种球蛋白血症。④系统性红斑狼疮。胸腺瘤患者伴发系统性红斑狼疮的情况较少见。⑤伴发其他器官的肿瘤。CT 扫描有助于确定胸腺瘤的范围，还能发现胸部 X 线片不能发现的胸腺瘤。

CT表现：非侵袭性胸腺瘤多表现为突向纵隔一侧的圆形或类圆形实质性肿块，有包膜，边界光整，密度均匀，肿瘤－心血管接触面类型多为凸出型、平坦型或凹陷型，可有钙化或囊变，后者多见于胸腺瘤放疗后，增强扫描示瘤体呈轻至中度强化，与周围组织结构分界清晰，周围脂肪间隙显示良好，肿瘤与邻近结构之间通常有一低密度透亮带。侵袭性胸腺瘤呈软组织密度肿块，形态多不规则，呈分叶状，内部密度不均匀，囊变坏死多见，少数可见钙化，周围脂肪层受侵，纵隔结构被包绕，增强扫描多数呈显著不均匀强化。部分病例可见肿瘤突入血管内，并可出现纵隔淋巴结肿大、心包积液或增厚、邻近肺组织受侵、胸膜结节和胸腔积液。

2. 胸腺癌

胸腺癌较少见，约占胸腺上皮性肿瘤的20%。与胸腺瘤不同，胸腺癌可基于组织学表现作出恶性的诊断，肿瘤为侵袭性生长，较侵袭性胸腺瘤更易引起远处转移。胸腺癌常见的转移部位是肺、肝、脑和脊髓，预后较差。临床症状多由肿块压迫所致，常可出现上腔静脉综合征，胸腺瘤中常见的副肿瘤综合征在胸腺癌罕见。

CT表现：胸腺瘤与胸腺癌在CT图像上难以鉴别，除非纵隔内可见淋巴结或有远处转移。其CT典型表现是伴有或不伴有低密度的较大肿块，肿瘤长径大于5 cm者占70.6%，形态不规则，边界模糊，易侵犯纵隔脂肪、大血管、胸膜及心包。增强扫描强化明显，常可见未强化的坏死囊变区。

（五）甲状旁腺肿瘤

甲状旁腺肿瘤绝大多数位于颈部，好发于下颈部的甲状旁腺，大多为单发性，2个以上的多发性甲状旁腺瘤仅占1%～4%，多见于40～60岁，女性较多，常伴有甲状旁腺功能亢进。临床上遇到反复发作的泌尿系结石和骨关节疼痛、肌无力、轻微外伤致病理性骨折的患者，其X线检查又显示骨质广泛脱钙、疏松并呈囊样变者，应考虑甲状旁腺肿瘤。实验室检查示血钙和碱性磷酸酶增高，而血磷降低，对本病诊断有重要价值。在甲状旁腺相应部位触到肿块，B超或CT检查发现增大的甲状旁腺则可诊断为甲状旁腺腺瘤。CT检查是甲状旁腺肿瘤最常用和重要的诊断方法，其敏感性为76%，准确率为64%，CT扫描范围应包括上胸部，以便发现异位瘤灶。

CT表现：甲状旁腺肿瘤好发于下一对甲状旁腺，多为单发。常见于颈下部气管食管隐窝区，居颈动脉鞘内侧，瘤体较小，具有完整的包膜，常为圆形或卵圆形，边界清晰，肿块除与甲状腺下极相连外，还可在颈根部或上纵隔。增强扫描瘤灶呈轻至中度均匀强化，易与血管、肌肉、肿大淋巴结等鉴别。

五、纵隔囊性病变

纵隔囊性病变是一组发生在纵隔内、以液性密度为特征、有不同病理性质与来源的疾病的总称，占纵隔肿块的18%～20%。其种类较多，可为先天性、血管性、感染性和肿瘤性病变，包括支气管前肠囊肿（支气管囊肿、食管重复囊肿、肠源性囊肿）、胸腺囊肿和心包囊肿等。CT能明确肿块的囊性特征及其与邻近纵隔结构的关系，是纵隔囊性病变的首选检查方法，MSCT能够快速获取容积数据并提供高分辨率的断面图像和MPR图像，二维和三维图像不仅可清晰显示病变与邻近组织结构的关系，而且有助于外科手术方案的制订及病变切除可能性的评价。

（一）支气管囊肿

支气管囊肿是纵隔先天性囊肿中最常见的一种，属前肠囊肿，为先天性支气管发育异常所致，来自前肠或气管支气管树的异常芽未能由索状结构演变为贯通的管状结构，其远端支气管内分泌物潴留、积聚膨胀而形成囊肿，通常与支气管不相通。常见于气管分叉或主支气管附近，可发生于纵隔的任何部位，但大多位于中后纵隔气管隆嵴水平附近，向一侧胸腔突出，囊肿内膜为假复层纤毛柱状上皮，外层有平滑肌及软骨，囊内含黏液。发病多在青年或幼年期，男性发病率高于女性。如无并发症，一般无症状，较大的囊肿可压迫气管或主支气管造成呼吸困难，压迫上腔静脉可出现上腔静脉阻塞症状，若食管受压，可引起吞咽困难。若囊肿破入支气管，可继发感染。

CT 表现：囊肿常位于气管隆嵴下区并延伸至纵隔右侧，也可位于气管旁或升主动脉周围。多呈单房囊性肿块，边缘光整，大小不等，密度均匀，呈水样密度，CT 值为 0 ~ 20 HU。但某些囊肿由于其内含有较多蛋白质，也可呈均一软组织密度，CT 值为 20 ~ 50 HU，与周围结构分界清晰。增强扫描示囊壁可轻度强化，而囊内容物不强化，囊壁显示更清晰。高密度囊肿，囊内容物无强化有助于与其他实质性肿瘤鉴别。

（二）食管重复囊肿

食管重复囊肿系先天性囊肿，较少见，占所有食管肿瘤的 0.5% ~ 2.5%，其来源与支气管囊肿大致相似，也起源于前肠，好发于后纵隔。食管重复囊肿常呈圆形或椭圆形，也可呈管状，囊肿包膜完整，外表光滑，大小多在 5 ~ 10 cm。大多数含有棕色、混浊浆液性液体，囊壁可含黏液腺，但不含软骨，镜下见囊壁内有双层平滑肌是病理诊断食管重复囊肿的特征性表现。可发生于任何年龄，以男性多见。囊肿较小时，一般无任何症状；囊肿较大时，可压迫邻近组织器官而出现吞咽困难、呼吸困难、胸骨后疼痛等不同症状。食管重复囊肿术前诊断较为困难，经放射学及内镜检查常诊断为食管良性肿瘤，最后确诊主要依据手术切除的病理标本的性质来决定。

CT 表现：胸部 CT 扫描显示后纵隔囊性密度肿块，边缘光滑，呈圆形或类圆形，多位于右后纵隔食管周围，与周围结构分界清晰，CT 值为 10 ~ 20 HU，囊液黏稠者，CT 值可接近软组织密度。增强扫描示囊肿壁强化而囊内容物不强化。若囊肿与食管相通，则囊内可见气体影。

（三）肠源性囊肿

纵隔肠源性囊肿非常少见，为位于后纵隔的前肠囊肿，由胚胎早期内胚层与脊索的不完全分离发育而成，组织学上囊肿壁含有肠道和神经组织。常合并有脊髓纵裂、半椎体畸形等脊柱异常，囊肿与椎体间可见纤维条索影相连。

CT 表现：CT 显示后纵隔脊柱旁圆形、类圆形或不规则形的囊性肿块，轮廓光整，呈水样密度，囊内容物含蛋白时呈高密度，类似于纵隔的其他囊肿，合并有脊椎异常时可诊断为本病。

（四）心包囊肿

心包囊肿又称心包体腔囊肿，占纵隔肿块的 5%～8%，为先天性发育异常。形成原因是胚胎期心包发生时胚胎间质中出现间隙，这些间隙互相融合成为原始心包腔，如一个间隙不能和其他间隙融合，又不和心包腔相通则发育成心包囊肿，如间隙和心包腔相通称为心包憩室。囊壁由单层内皮细胞或间皮细胞构成，内含清亮液体，通常为单房，少数为多房囊腔心包囊肿与心包疏松相连，80% 位于右心膈角，少数位于心包的其他任何部位或延伸到纵隔的其他区域，使之与支气管囊肿鉴别困难。多数心包囊肿患者无症状，常在体检或手术中偶然发现。少数患者可有胸骨旁或心前区疼痛。巨大的心包囊肿可压迫肺组织引起活动后气短。心包囊肿多无明显体征。

CT 表现：2/3 的心包囊肿位于右心膈角区，其余见于左心膈角、心后等处。病变通常与心包相连，但少数带蒂而与心包无明显连接，多呈单房囊性肿块，圆形或卵圆形，水样密度，壁薄而均一，边缘光滑，大小为 2～16 cm，很少钙化。增强扫描示病变无强化。

（五）纵隔淋巴管瘤

纵隔淋巴管瘤也称囊样水瘤，为少见的良性先天性畸形，是因淋巴管发育不全、淋巴引流梗阻、管腔异常扩张导致淋巴管瘤样增大所致，由表现为多囊状或海绵状的增生成熟淋巴组织组成，占所有纵隔肿瘤的 0.7%～4.5%。大部分纵隔淋巴管瘤发现于 2 岁前，最常见于颈部和腋窝，约 10% 可延伸至纵隔，仅有 1% 完全局限于纵隔。组织学上分为毛细管型、海绵状型和囊样型，以囊样淋巴管瘤最常见。由于瘤体较软易变，很少产生临床症状。但若纵隔结构受压，可有胸痛、咳嗽和气短。淋巴管瘤的并发症有感染、乳糜胸和乳糜性心包积液。

CT 表现：CT 通常表现为纵隔内边缘光滑的圆形、卵圆形或分叶状肿块，通常为类似于水样的均匀低密度肿块，但也可为高密度或由液体、实性组织和脂肪构成的混杂密度肿块，很少有钙化，可呈单房或多房状，在肿块内有时可见薄的间隔影，囊壁薄。增强扫描示囊液不强化，囊壁及分隔可有轻度强化。有时 CT 图像可显示纵隔肿块与颈部或腋窝囊性肿块相连、相通。此外，纵隔淋巴管瘤有沿周围间隙攀爬的生长特性，相邻组织可受压移位。

（六）成熟型囊性畸胎瘤

成熟型囊性畸胎瘤也称皮样囊肿，是最常见的纵隔胚胎细胞性肿瘤，是由分化好的 3 个胚层中至少 2 个胚层成分构成的囊性肿瘤，外胚层成分有皮肤、牙齿和头发，中胚层成分为软骨和肌肉，内胚层成分可见支气管、胃肠道上皮和胰腺组织等。囊肿壁通常由纤维组织和表皮样组织构成，囊内容物为皮脂样物质和头发等。常发生于青年人，大部分无症状而被偶然发现。当肿瘤较大时，可有胸痛、气短、咳嗽或其他压迫症状，若囊肿破入支气管内，患者可咳出毛发等物质，具有定性诊断价值，但非常罕见。成熟型囊性畸胎瘤大部分位于前纵隔，仅 3%～8% 位于后纵隔。

CT 表现：CT 图像示前纵隔中部心脏前方的囊性肿块，边缘清晰、光滑，以多房为主，囊壁大多显示清晰，壁厚 2～5 mm，囊壁厚度不均，囊内可包含软组织、液体、脂肪和钙化这 4 种组织成分，其中，液体成分是主要的。大部分成熟型囊性畸胎瘤是多房状的，但单房状的也可发生，钙化可为局限性的或环状，少数病例可见牙齿或骨骼影。肿块内脂 – 液平面是一个高度特异性的表现，但较少看到。增强扫描时囊壁可见强化。

（七）囊性神经鞘瘤

神经鞘瘤又称施万瘤，是由周围神经的神经鞘所形成的肿瘤。患者多为 30 ~ 40 岁，无性别差异。囊性神经鞘瘤常生长于脊神经后根，如肿瘤较大，可有 2 ~ 3 个神经根黏附或被埋入肿瘤中。囊性神经鞘瘤的大小通常为长 2 ~ 3 cm。瘤体较大时多有坏死和囊性变，需与其他纵隔囊性病变鉴别。多无临床症状，在健康体检或因其他疾病就诊时被偶然发现。

CT 表现：椎旁区域圆形或椭圆形肿块，边缘清晰、光滑，也可沿肋间神经走行方向生长，肿瘤密度均匀或不均匀，囊壁厚薄不一。增强扫描示残留实性成分强化，囊变坏死区不强化。文献报道，13% 的囊性神经鞘瘤患者可见瘤内有钙化，10% 的囊性神经鞘瘤可经邻近椎间孔向椎管内生长呈哑铃或沙漏状，椎旁肿瘤无论是否沿神经孔向椎管内生长，都可见神经孔扩大。

（八）纵隔内胰腺假性囊肿

胰腺假性囊肿是急、慢性胰腺炎的常见并发症，胰腺假性囊肿向纵隔内延伸的情况很少见，国内外文献资料多为个案报告，胰腺炎患者短期内形成后纵隔囊性肿块可能是假性囊肿，假性囊肿的囊内容物一般由胰液、血液和坏死物组成。纵隔内胰腺假性囊肿几乎总是发生于后纵隔下部，囊内容物由腹腔经下腔静脉、食管或主动脉裂孔形成的通道到纵隔。临床症状取决于囊肿的位置和大小，表现为呼吸困难、胸痛、心悸或吞咽困难，有时有咯血、急性呼吸衰竭或心源性休克。取得准确诊断依赖于多种影像学检查，MSCT 三维重建可直观显示病变来源。

CT 表现：后纵隔薄壁囊性低密度肿块，食管受压或移位，或见膈裂孔扩大，囊内容物因感染或出血可为等密度或高密度（与水相比）。增强扫描示囊壁强化，囊内容物无强化。有时可合并胸腔积液。腹部 CT 可见腹腔内或胰腺实质内有同样性质的囊肿。

第四节　胸膜病变的 CT 诊断

胸部放射学检查是检出胸膜病变如胸腔积液、气胸、胸膜肿瘤等的主要手段。CT 检查有助于确定胸膜病变及其范围，显示病变特征，MPR 可准确判断病变是来源于胸膜还是肺实质。CT 还有助于判断胸腔积液的量和实变的相对数量，检出胸腔积液合并的间质性肺病变，可准确定位胸腔积液引流位置，对于胸膜脂肪瘤、胸膜钙化、石棉肺等相关胸膜病变的胸膜外脂肪厚度及包裹性胸腔积液，CT 均能正确评价，有助于胸膜良恶性病变的鉴别。一般情况下不需要增强扫描，但当胸膜病变和肺不张不易鉴别时，CT 增强扫描可显示明显强化的不张组织，增强扫描有助于检出胸腔积液合并胸膜肿瘤和转移瘤，脓胸患者增强扫描可准确显示脓腔大小。

一、胸腔积液

胸腔积液是最常见的胸膜病变。正常人体胸膜腔内有 3 ~ 15 mL 液体，在呼吸运动时起润滑作用，胸膜腔内液体主要由壁层胸膜产生，多数自毛细血管的静脉端再吸收，少量由淋巴系统回流至血液，其滤过与吸收处于动态平衡状态。若由于全身或局部病变破坏了此种动态平衡，致使胸膜腔内液体形成过快或吸收过缓，使得胸腔内液体量增多，临床称为胸腔积液。胸腔积液产生过多的常见原因有充血性心力衰竭、肺炎、肿瘤和肺栓塞等，临床症状取决于病因，有气短、胸痛、咳嗽等。胸腔积液的产生可为全身性病变（如低蛋白血症）、胸部病变（如肺炎）、腹部病变（如急性胰腺炎）等。临床上根据积液的生化成分将胸腔积液分为渗出液和漏出液，对临床鉴别诊断具有重要价值。包囊性胸腔积液多继发于化脓性胸膜炎或结核性胸膜炎，是因为胸膜粘连将液体包裹所致。

CT 表现：胸腔积液典型的 CT 表现为背侧肺外周与胸壁呈平行的弧形、新月形或半月形影，密度均匀，呈液性密度。改变体位扫描，可有形态上的改变，少量胸腔积液主要位于膈脚的后内侧，显示膈野的"D"字形或凸镜状液性密度影。漏出液多显示为均匀的水样密度影且多为双侧；渗出液多为单侧，常合并局限性胸膜增厚。血胸的 CT 值为 70 ~ 80 HU。CT 不仅可明确积液的多少和部位，对胸腔积液的良恶性也有一定的鉴别价值。单侧、大量积液、液体张力高、胸膜不规则增厚、纵隔胸膜受累对恶性胸腔积液诊断有特异性；而胸膜无或轻度弥漫且规则增厚，胸膜外脂肪层增厚，多提示为良性。胸腔积液的良恶性鉴别主要依据胸膜增厚的特征等改变，在胸腔积液时常伴有不同程度的胸膜增厚，如结节状、斑片状、环状胸膜增厚等，增强扫描中增厚胸膜的强化更有利于发现胸膜结节。

二、脓胸

脓胸是含有脓液的感染性渗出性胸腔积液，常见于肺部感染继发的积液，尤其是化脓性细菌性肺炎，但也可见于结核或霉菌感染。脓胸多数是继发性的，病原微生物来自胸腔内或胸腔附近脏器或组织间隙感染，如细菌性肺炎、支气管扩张感染及肺脓肿、肝脓肿、膈下脓肿、纵隔脓肿、肾脓肿破溃穿入胸腔等。开胸手术、胸外伤和经皮穿刺肺活检术也是引起脓胸的原因。继发于脓毒血症或败血症的脓胸，则多通过血行播散。病原微生物以肺炎球菌、链球菌多见。但由于抗生素的广泛应用，这些细菌所致的肺炎和脓胸已经较前减少，而葡萄球菌特别是金黄色葡萄球菌所致的肺炎和脓胸大大增多，尤以小儿多见，且感染不易控制。此外，病原微生物还有大肠杆菌、绿脓杆菌、真菌等，虽较少见，但亦较以前多见。临床确诊脓胸的依据是胸腔内液体体外培养或涂片上发现有炎性微生物。本病患者常有高热、呼吸急促、食欲缺乏、胸痛、全身乏力、白细胞增多等征象。体检示患侧语颤减弱，叩诊呈浊音，听诊呼吸音减弱或消失，严重者可伴有发绀和休克。

CT 表现：CT 显示胸壁内侧以胸膜为基底的梭形或卵圆形液性密度影，周围为伴有纤维化和血管伸入的机化胸膜，内缘光整，少数呈多房隔样。若为脓气胸，可见气液平面。邻近肺组织萎陷，外侧正常组织层次不清，胸膜外脂肪层水肿，脏层胸膜与胸壁组织分离。增强扫描脓肿壁明显强化，内侧肺内血管受压推移。与其他胸腔积液相比，脓胸多为局限性分布且更多合并胸膜增厚。

三、气胸

气胸是指各种原因导致的气体进入胸膜腔。原因包括胸部穿通伤、胸腔穿刺术、胸膜下肺大疱破裂，也可见于纵隔气肿或腹腔积气，少数 30 ~ 40 岁的瘦高体形的健康男性可在无外伤病史的情况下因咳嗽或大笑而发生原发性自发性气胸。如果胸腔内气体和液体并存，称为液气胸。气胸临床表现为突发胸痛和呼吸困难。少量气胸可无症状，数天内自行吸收，大量气胸则需放置胸导管进行引流治疗。如有基础性肺病变、胸膜增厚或慢性气胸，引流后肺复张时间可能延迟，慢性萎陷的肺组织快速复张可引起复张后肺水肿。

CT 表现：普通胸部 X 线检查即可对气胸或液气胸作出诊断。CT 对复杂病例的鉴别能提供帮助，如巨大肺大疱与气胸的鉴别。CT 可显示少量气体和液体，也可准确评价引流管的位置或皮下气肿。气胸的 CT 表现为胸腔较高位置的无肺纹理透亮区和肺组织受压萎陷的低密度改变，两者之间可见细的、白色的脏层胸膜线（也称气胸线）。随着积气量的增多，不同气胸表现为新月状或带状透亮区。气液胸时胸腔背侧可见气 – 液平面。

四、胸膜增厚、钙化

1. 胸膜增厚

胸膜增厚的病理基础为胸膜炎性纤维素性渗出、肉芽组织增生和肿瘤细胞增生等，病因包括外伤、感染、肺尘埃沉着病、结缔组织病和肿瘤等。胸膜增厚的病变性质不同，增厚可是局限性的，也可为弥漫性的。局限性胸膜增厚常为先前的机化性胸腔积液、血胸和脓胸的结果。导致弥漫性胸膜增厚的良性病变有胸部手术后、放疗后、石棉肺、药物反应和胶原血管病；恶性病变包括胸膜转移瘤、间皮瘤和淋巴瘤。

CT 表现：不同病因可产生不同胸膜改变的 CT 征象，这是胸膜增厚 CT 鉴别诊断的理论基础和依据。良性病变的胸膜增厚呈弥漫均匀性，胸膜外脂肪层显示，厚度大于 3 mm。恶性病变的胸膜增厚主要呈不规则弥漫或局限性结节状增厚，同时纵隔胸膜受累，厚度大于 10 mm。

2. 胸膜钙化

胸膜钙化是指上述病变后钙盐沉积而致，常合并胸膜增厚，见于石棉肺、先前的感染或出血，先前的结核性脓胸可导致明显的单侧胸膜增厚并钙化，胸腔容积缩小。胰腺炎和继发性甲状旁腺功能亢进患者合并慢性肾衰竭时偶尔可致胸膜钙化并可累及膈胸膜。双侧对称性胸膜钙化尤其合并膈胸膜钙化是石棉肺相关胸膜病变的常见病理变化。

五、石棉肺

石棉肺是长期吸入石棉粉尘引起的慢性、进行性、弥漫性、不可逆性间质性肺纤维化、胸膜斑形成和胸膜增厚。长期接触石棉粉尘或在被粉尘污染的环境下工作、生活，可遭受石棉粉尘的危害，主要见于石棉矿开采、石棉制品作业及建筑业、造船业等工人中，胸膜和肺间质是最易受损的部位。病理改变为伴有石棉小体或石棉纤维的间质性肺纤维化，可严重损害患者的肺功能，并可使肺、胸膜恶性肿瘤的发生率显著增高。症状多在接触粉尘 7 ~ 10 年出现，临床表现无特征性，主要症状有气急、咳嗽、咳痰、胸痛等，常易伴发呼吸道感染、自发性气胸及肺源性心脏病等。石棉肺的胸膜病变有时比肺部病变更为明显。

CT表现：常规CT表现为肺部粗糙的蜂窝、网合结节影和小叶间隔增厚等。HRCT则可检出石棉肺的早期纤维化，表现为胸膜下分支状、点状阴影，以肺周围和背侧分布更为常见，距胸膜数毫米有胸膜下弧线状影、肺实质内带状影（长度小于5 cm，宽约数毫米，常与胸膜相连）、蜂窝状影。石棉肺的胸膜改变最具诊断和鉴别诊断价值，主要表现为胸膜斑、胸腔积液和弥漫性胸膜增厚等，胸膜斑表现为沿肋骨内缘局限于壁层胸膜的山丘状或扁平状密度增高影，并有一条薄脂肪层将其与肋骨分开，可完全钙化或部分钙化。增强扫描无强化。

六、胸膜肿瘤

胸膜肿瘤较少见，良性肿瘤有胸膜脂肪瘤和胸膜孤立性纤维瘤等，恶性肿瘤包括原发性和继发性肿瘤。影像学检查对胸膜肿瘤的诊断具有重要价值，CT可准确显示胸膜病变的形态特征，已被确认为鉴别胸膜良恶性病变的有用工具。

（一）胸膜良性肿瘤

1.胸膜脂肪瘤

胸膜脂肪瘤通常无症状，多被偶然发现，有时可自胸壁伸入胸膜腔突出于胸膜表面，类似于周围性肺病变。

CT表现：胸部CT可根据肿块均匀的脂肪密度作出诊断，有时可见纤维包膜和索条影。

2.胸膜孤立性纤维瘤

胸膜孤立性纤维瘤是一种少见的梭形细胞间叶肿瘤，WHO认为该肿瘤起源于表达CD34抗原（一种高度糖基化的细胞表面抗原）的树突状间充质细胞，并向纤维母细胞、肌纤维母细胞分化，常表现为明显的血管外皮瘤样结构，是一种交界性肿瘤，大部分是良性肿瘤。全身软组织均可发生，但以胸部脏层胸膜多见。可发生于任何年龄，以30～65岁多见，男女均可发生。此病多无临床症状而被偶然发现，瘤体很大时可有咳嗽、胸痛、气短。少数有组织学恶性倾向，能侵犯胸壁和纵隔，但不会向胸外转移。术后局部可复发，甚至于术后15年仍可复发。

CT表现：胸膜脂肪瘤平扫见与胸膜邻接的孤立性肿块，小肿块可见与胸膜面呈钝角，边界清晰，边缘光滑，呈软组织密度，少数肿块可见分叶（但非恶性征象）。瘤体内可见点状、沙砾状钙化。小病灶（＜5 mm）一般密度均匀，呈等密度或高密度（较同层肌肉相比）；大病灶（＞10 mm）与邻近胸膜可呈锐角相交而类似于周围性肺肿块，肿块密度不均，因出血、坏死、囊变或黏液变性致病灶内见低密度区。动态增强扫描呈"快进慢出"型强化或"延迟"强化，强化不均，呈"苔藓样"或"地图状"强化，较具特征性。起源于叶间胸膜的纤维瘤可表现为叶间裂走行区单发的、边缘锐利的软组织密度结节影，薄层CT扫描示病灶通常与胸膜广基底相连，可见小分叶，部分病灶可通过蒂与叶间裂相连，改变体位时可移动。

（二）胸膜间皮瘤

胸膜间皮瘤为原发性胸膜肿瘤，可发生于胸膜腔的任何部位。可分为局限性和弥漫性两类，前者可为良性或恶性，后者均为恶性。恶性胸膜间皮瘤是一种少见的起源于胸膜间皮细胞的肿瘤，它是胸膜原发肿瘤中最常见的恶性肿瘤，肿瘤生长迅速，预后较差，诊断后的平均存活时间不到1年，仅有不到10%的患者存活超过3年。男性多于女性，发病高峰在50～

60 岁，临床症状有胸痛、呼吸困难、咳嗽、体虚和血性胸腔积液，病变后期体重减少，患者多有职业性石棉接触史，有 20 ~ 40 年的潜伏期。由于 CT 易获得和提供有价值的解剖信息，因此是诊断该病最主要的影像学手段。CT 常用来评估胸膜间皮瘤侵及胸壁、纵隔和膈肌的范围，以及有无淋巴结转移和远处转移，是本病术前诊断、分期、再分期和观察治疗反应的主要影像学检查手段。

CT 表现：局限性胸膜间皮瘤多位于周边胸膜，少数位于叶间裂内，呈圆形或半球状、分叶状实性肿块，边缘清晰，与胸膜呈锐角或钝角，或与胸膜由蒂相连，蒂的显示证明肿瘤来自胸膜并为良性，大小为 2 ~ 30 mm 不等，密度均匀，增强扫描多为显著均匀性强化，但较大肿瘤由于瘤体内囊变或出血而呈不均匀性强化。其他 CT 表现有肿块的邻近胸膜增厚、胸腔积液、肋骨破坏、胸壁侵犯等。恶性胸膜间皮瘤最常见的 CT 征象是一侧性弥漫性胸膜增厚，胸膜增厚可同时累及脏层和壁层胸膜，呈广泛不均匀性结节样增厚，并常侵及叶间裂和纵隔胸膜，胸膜增厚大于 1 cm。

（三）胸膜转移瘤

胸膜转移瘤是最常见的胸膜恶性肿瘤，约占胸膜肿瘤的 95%。典型的胸膜转移瘤侵及脏层和壁层胸膜，几乎均合并胸腔积液，胸腔积液为大部分病例的最初表现，无心肺疾病史的 50 岁以上患者，出现单侧胸腔积液多为恶性。胸膜转移瘤为肿瘤栓子经血行播散至支气管动脉分支远端停留所致，腺癌为肿瘤转移至胸膜最可能的细胞类型。其原发性肿瘤以肺癌、乳腺癌及消化道肿瘤多见，肺癌、侵袭性胸腺瘤、乳腺癌可直接侵犯胸膜。

CT 表现：胸膜转移瘤 CT 表现多样，通常表现为与胸壁成钝角的凸透镜样软组织密度肿块，增强扫描有强化，胸膜转移瘤的胸膜增厚大于 10 mm，可以同侧胸膜的环状和板状增厚为主；胸腔积液为常见的伴随征象或早期的表现，增强扫描可显示胸腔积液合并的胸膜结节影。

第五节　胸壁和膈肌病变的 CT 诊断

一、胸壁肿瘤

胸壁肿瘤是指发生在胸廓深层组织的肿瘤，如骨骼、肌肉、血管、神经等组织的肿瘤，包括多种良性和恶性肿瘤，最常见的是肋骨血源性转移瘤和肺癌、乳腺癌的胸壁侵犯。胸壁原发性肿瘤少见，软组织肿瘤多于原发性骨骼肿瘤，且多为恶性。常见的良性肿瘤有脂肪瘤、纤维瘤、神经鞘瘤、骨纤维结构不良等，儿童还可见淋巴管瘤、血管瘤和错构瘤。恶性肿瘤中胸壁转移瘤较原发恶性肿瘤常见，几乎所有的恶性肿瘤都可转移到胸壁软组织和骨骼。原发性恶性肿瘤以软骨肉瘤多见，此外，还可见纤维肉瘤、血管肉瘤、横纹肌肉瘤、尤因肉瘤、阿斯金肿瘤和原始神经外胚层肿瘤。胸壁肿瘤的临床表现取决于肿瘤的部位、大小、生长速度、与邻近器官的关系及压迫程度。肿块生长缓慢、无痛、边界清晰者多为良性；有严重持续性局部疼痛、肿瘤生长速度快、边界不清、表面有扩张血管者多为恶性或良性肿瘤恶性变。肿瘤生长速度过快可发生瘤体内坏死，形成溃疡或出血。发生于特殊部位的肿瘤可引起相应的症状，如肿瘤压迫和侵及肋间神经、臂丛神经及交感神经时，除有神经疼痛外，还有肢体麻木或霍纳综合征。晚期的恶性肿瘤可有远处转移并伴随胸腔积液。瘤体向胸腔生长时，可产生呼吸困难、刺激性咳嗽等症状。有的可发生病理性骨折。

CT 表现：胸部 CT 扫描可清晰显示胸壁肿瘤的部位、形态、大小、范围及有无转移；增强扫描可显示病变与血管的关系及病变的强化程度，对诊断和鉴别诊断具有重要的价值，为胸壁肿瘤影像学检查的"金标准"。不能将肿块的大小和边缘锐利程度作为胸壁软组织肿瘤良恶性的诊断标准。肿块密度不均、形态不规则、浸润性生长可怀疑为恶性，但胸壁感染、血管瘤、纤维瘤也可有类似表现。良性肿瘤常表现为肿块密度均匀，边缘光整，有包膜或蒂，但恶性肿瘤也可有这些表现。当肿块迅速生长、周围结构受侵和有肺转移等附属表现可提示为恶性。有些肿瘤有特征性的 CT 表现如软骨肉瘤，有些有特定的好发部位如神经源性肿瘤，影像学检查可提出特异性诊断；部分肿瘤因鉴别困难，往往需行 CT 或超声导引下穿刺活检。

二、胸壁感染

胸壁感染包括脓肿、蜂窝织炎、筋膜炎和胸壁结核等，胸部外伤为最常见的原因，也可为肺、胸膜或纵隔感染向胸壁浸润的直接结果，有时为胸部手术的并发症。细菌（如结核分枝杆菌、克雷伯菌）和真菌均可侵犯胸壁，导致胸壁肿块和肋骨骨质破坏。

胸壁化脓性感染发病较快，肿块一般有红、肿、热、痛表现，而胸壁结核的肿块为冷脓肿。放线菌病是侵袭性较强的肉芽肿感染，一般肿块较硬，有多个瘘管，脓胸、肋骨骨髓炎和胸壁瘘管是本病的特点。胸壁感染的结果取决于是否早期诊断、患者免疫缺陷程度、感染的病原体和感染扩散程度，对于免疫缺陷患者，临床表现和实验室检查也许不能准确反映病变情况，但影像学检查往往是发现和评价病变程度的重要手段。

CT 表现：胸壁内出现软组织密度肿块，邻近脂肪间隙模糊，肋骨可见骨质破坏；有时可见皮肤瘘管、皮下组织内气 – 液平面，强烈提示胸壁内有炎症存在。胸壁结核 CT 平扫表现为胸壁半圆形或扁平状中央低密度软组织肿块影，此改变反映了胸壁结核性肉芽组织的干酪样坏死和液化，增强扫描边缘强化，可有或无肋骨骨质破坏，文献报告肋间内外的"哑铃"状中央低密度肿块对诊断胸壁结核具有特征性价值。

三、胸壁创伤

（一）胸壁软组织损伤

胸廓前后有胸大肌、胸小肌及脊柱两侧的背侧肌群覆盖，肌间隙有筋膜脂肪层分隔，所以 CT 图像可清晰显示正常胸壁软组织的皮肤、皮下脂肪、肌肉、肌间隙轮廓，两侧基本对称。胸壁软组织损伤时 CT 可见局部软组织肿胀、增厚，肌间隙模糊，严重者可见肌间隙有密度较高的血肿形成。合并肋骨骨折时常可见皮下气肿，表现为沿肌筋膜分布的气体密度影。

（二）胸壁骨骼损伤

胸壁骨骼损伤以肋骨骨折最常见。既往以胸部 X 线平片和多方位点片检查为主要检查手段，即使如此，胸部 X 线摄片时肋骨骨折仍因许多因素而漏诊。而 CT 对其较为敏感，不仅能清晰显示肋骨骨折情况，而且还可显示气胸、血胸、肺挫裂伤等并发症。肋骨骨折时 CT 表现为骨皮质断裂或错位，粉碎性骨折时骨皮质移位明显，MSCT 容积扫描后 MPR 及 SSD 重建，可多方位清晰显示肋骨骨折及错位情况。下胸部肋骨骨折可合并肝、脾肾等脏器损伤，看到肋骨骨折时应调节窗宽、窗位，观察有无合并其他脏器损伤。胸骨骨折相对较少发生，多为直接暴力冲击引起，但近年来交通事故造成的胸骨骨折越来越多，且往往合并严重的并发症。胸骨骨折多为横断骨折，也可为斜形甚至纵形骨折，CT 骨窗可见骨皮质断裂，甚至移位，但有时仅依据轴位图像也会导致漏诊，MPR 可从不同方位显示骨折及移位情况，还可显示胸骨后血肿。

胸椎骨折多发生于下胸椎，约占胸椎骨折的 10%，胸椎骨折可有局部疼痛、脊髓损伤，也可无症状。CT 检查可显示骨折细节及椎管形态等。胸锁关节脱位少见，但胸部 X 线摄片经常发生漏诊，CT 检查对此更为敏感，胸锁关节前脱位较常见也易被临床发现，但后脱位往往合并严重的血管和气道损伤，需注意观察邻近血管周围有无血肿及连续性咳嗽。

四、膈肌病变

膈肌是分隔胸腔和腹腔的薄的圆顶状肌腱结构，也是主要的呼吸肌。正常情况下右膈顶较左侧高 1 ~ 2 cm。由于膈肌结构较薄且呈圆顶状形态，因此不能在断面图像上完整显示其结构，MSCT 容积扫描后冠状、矢状面重建可清晰显示正常或异常的膈肌及周围结构有无异常。

（一）膈膨升

膈膨升是指膈纤维先天性减少或后天性萎缩使得膈肌部分或全部向胸腔膨出。可见于任何年龄，以中老年较常见，男性多于女性。双侧均可发生，一侧膈肌全部膨升多见于左侧，局限性膈膨升多见于右侧膈内前部，也可两侧同时发生。局限性膈膨升或一侧膈肌轻度膨升可无任何临床症状，但如膨升为第三前肋水平以上，则可有呼吸困难、胸痛、上腹不适及呕吐等症状。

CT 表现：病侧膈肌升高，膈穹隆凸度增加，膈肌光滑、完整，有时可合并盘状肺不张。MPR 对膈膨升的显示尤为清晰。

（二）膈肌肿瘤

原发性膈肌肿瘤少见，表现无特征性。大部分为良性脂肪瘤、神经纤维瘤和间皮囊肿，恶性纤维性或肌源性肉瘤十分少见。

CT 表现：一侧横行膈肌的结节样内折类似于腹膜肿瘤种植，膈肌剑突附着处或膈脚附着处的结节类似于淋巴结肿大。CT 易于显示膈肌内的小的脂肪密度肿块，可为脂肪瘤或小的膈肌缺损。

（三）膈疝

膈疝是指腹腔及腹膜后器官或组织通过先天性或后天性膈肌薄弱区或外伤性破裂口疝入胸腔所形成，包括食管裂孔疝、胸腹裂孔疝、胸骨旁疝和外伤性膈疝。

1. 食管裂孔疝

食管裂孔疝是最常见的非外伤性膈疝。食管裂孔疝的形成因素多为先天性膈肌食管裂孔的薄弱与一些后天因素（如怀孕、肥胖、便秘、剧咳等），发病年龄多在 60 岁以上。多数患者无临床症状，部分患者可有胸骨后烧灼痛，典型者表现为饭后或平躺时出现胃食管反流症状。

CT 表现：食管裂孔疝的疝内容物以胃最常见，典型表现为心影后卵圆形肿块，其内可见气–液平面。合并大量腹水的食管裂孔疝患者腹水可进入下后纵隔而类似于纵隔脓肿、肿瘤坏死或前肠囊肿。此外，疝内容物还可为横结肠、胰腺假性囊肿、大网膜或肝脏，CT 断面图像及 MPR 可很好地显示。

2. 胸腹裂孔疝

胸腹裂孔疝是婴儿中最常见的先天性膈疝，是因为胚胎期胸腹膜未能完全封闭所致，在婴儿中的发病率约为 1/2 000，病情往往十分严重。多发于左侧，可合并其他先天性异常。裂孔部位在膈肌的腰肋部之间，裂孔较大时，胃、小肠、左侧结肠、脾脏均可由此进入胸腔，致左肺膨隆不全，心脏纵隔向右移位，临床可有呼吸困难、发绀及呕吐等症状。

CT 表现：断面图像可显示疝入胸腔的内容物，膈肌缺损范围大时，胃、肠管、脾、肾及肝脏均可疝入。胃、肠管疝入，其内可见气体、液体及气–液平面；脾脏、肝脏疝入，则表现为与腹腔内脾、肝密度一致的实性密度影。MPR 冠状面、矢状面可清晰显示膈肌缺损区的大小及疝入胸腔的疝内容物。若缺损较小，疝内容物仅为腹腔脂肪。

3. 胸骨旁疝

胸骨旁疝是一种不常见的膈疝，是指腹腔脏器通过胸肋三角区疝入胸腔，好发于右侧。结肠肝曲、小肠、大网膜、胆囊及肝脏均可疝入，缺损虽为先天性，但多在中年后出现临床症状而被发现，胸骨旁疝的发生与后天因素如肥胖、用力过度、外伤等造成的腹腔压力增大有关。临床症状有季肋部不适、肩背部疼痛，少数可有腹痛、腹胀及呕吐等症状，多数无任何临床症状而被偶然发现。

CT 表现：右膈上或心膈角区异常密度影，若疝内容物为肠管，其密度不均，可见气体密度影；若疝内容物为大网膜，则表现为脂肪密度影；若疝内容物为肝脏，则与膈下肝组织相连。

4. 外伤性膈疝

外伤性膈疝占所有膈疝的 5%，青壮年男性多见，见于膈肌穿通伤，也可由胸腹部钝性损伤、腹内压升高所致，外伤使膈肌破裂，腹腔脏器如胃、结肠、小肠、肝等均可自破口进入胸腔。右膈因有肝脏保护，发生膈疝的概率较低。临床表现有气急、胸腹部疼痛、背部下方叩诊浊音。

CT 表现：膈肌连续性中断，膈肌增厚，腹腔脏器或脂肪位于膈上。MPR 冠状面、矢状面显示膈肌不连续更为清晰。

第三章　消化系统疾病的 CT 诊断

第一节　消化系统基本病变的 CT 表现

一、胃肠道 CT 异常征象

第一，管壁局限性增厚或向肠腔、腔内形成肿块，平扫表现为等低不均匀密度，增强扫描实质病灶为轻度、中度或明显强化，均匀或不均匀。

第二，局部壁与对侧相应段管腔凹入，形成袖口样狭窄或苹果核样改变。

第三，局部壁龛影或溃疡形成，局部口部形成火山口样溃疡或水肿。

第四，小肠及结肠肿瘤常引起肠梗阻。

二、实质性脏器 CT 异常征象

病变常引起肝、脾、胰等实质性脏器形态、大小、密度的改变，如肿瘤、炎症等。平扫多为单发或多发低密度灶，良性病变边缘较清晰，恶性病变边缘不光整或模糊。病变内常见更低密度的囊变坏死区，如肝脓肿。病变内也可出现高密度影，如出血、钙化及肝内胆管结石。富血供病变，如肝细胞癌，局灶性结节增生时增强扫描示动脉期明显强化，海绵状血管瘤呈充填性强化，肝囊肿不强化。

第二节　食管疾病的 CT 诊断

一、食管静脉曲张

食管静脉曲张是食管黏膜下层的静脉丛异常迂曲、扩张现象。门静脉和腔静脉系统可由食管静脉彼此交通，食管静脉远端与胃冠状静脉及胃短静脉吻合，上端经奇静脉与上腔静脉相通。当门静脉高压、门静脉系统狭窄时，来自消化器官与脾的静脉血液回流受阻，大量血液经胃冠状静脉与胃短静脉进入食管黏膜下静脉和食管周围静脉丛，经奇静脉入上腔静脉，形成食管与胃底静脉曲张。

CT 表现：病变轻者 CT 平扫仅见食管下段管壁增厚，重者可表现为食管腔内及胃底部见分叶管状软组织密度影。增强扫描可显示食管静脉曲张呈多数圆条状、分叶状及蚯蚓状强化高密度影，强化幅度同腔静脉。对于肝病患者，结合上述强化特点，有助于作出诊断。

二、食管良性肿瘤

（一）食管平滑肌瘤

食管平滑肌瘤大多起源于食管壁的平滑肌，偶可发生于黏膜或血管的平滑肌，因而在下段较多，其次为中段，发生在上段者仅为少数。肿瘤为实质性肿块，绝大部分在壁内生长并向腔内、腔外突出，与消化道其他部位不同的是，食管平滑肌瘤很少为单纯的腔内型或壁外型。

食管平滑肌瘤约占食管良性肿瘤的 50%。病程一般较长，症状多不显著，可有胸骨后不适或咽部异物感及吞咽困难等症状，有报道示吞咽困难的程度与肿瘤的大小与部位无必然联系，而是取决于肿瘤环绕管腔的程度。高位巨大的肿瘤可压迫气管或上腔静脉，引起呼吸困难或上腔静脉综合征。

CT 表现：CT 可清晰地显示平滑肌瘤的范围、大小、生长方式及肿瘤的内部结构，肿瘤表现为食管壁偏侧性的肿块，造成食管壁的局限性增厚，肿块为软组织密度，其内密度均匀，边缘光滑，界线清晰，偶可见肿瘤内出血及钙化。增强扫描肿块可有均匀强化。当肿块形态不规则、密度不均匀、中心有坏死时，平滑肌肉瘤的可能性较大。

（二）食管囊肿

食管囊肿因组织学发生不同，可分为食管重复囊肿、食管支气管囊肿、食管胃囊肿和食管包含囊肿。食管重复囊肿占消化道重复畸形中的第 2 位，病理上有以下特点：囊肿位于壁内，由两层肌层覆盖，含有鳞状上皮或见到与在胚胎阶段的食管中相一致的内衬。食管支气管囊肿相当少见，当囊肿位于食管壁内且含有软骨时，称为食管支气管囊肿。食管胃囊肿必须含有一层或多层肌壁，被覆胃黏膜，由于可产生支气管压迫及分泌胃酸，常较早被发现。食管包含囊肿也位于食管壁内，含有假复层纤毛柱状上皮或鳞状上皮，无两层肌层覆盖，不含有软骨。

约 60% 的食管囊肿位于食管下段的偏右侧，囊肿位于食管黏膜内，正常情况下不穿透黏膜。食管囊肿可发生出血，偶有恶变。由于囊肿存在溃疡和穿孔的可能，一般需手术治疗。大部分的食管囊肿没有临床症状，部分患者可能有吞咽困难、胸痛、反流、阵发性咳嗽、呼吸困难、哮喘等症状。这些症状大多是由于囊肿出血或感染使囊肿增大，导致食管的变形或功能不良所引起。

CT 表现：食管囊肿在 CT 上表现为圆形或类圆形密度较均匀的低密度肿块，位于后纵隔，病变边缘光滑，不向周围侵犯。注射对比剂后无增强效应。尽管鉴别气管囊肿和食管囊肿有时很困难，但这是纵隔囊性病变鉴别诊断时必须考虑的内容，尤其是当囊肿位于右后纵隔并邻近食管时。

三、食管癌

食管癌是消化道癌症中预后最差的恶性肿瘤。病理学上绝大多数是鳞状细胞癌，腺癌仅占少数，主要发生在食管 – 胃连接部，更为少见的有假肉瘤和癌肉瘤（统称为梭形细胞肿瘤）。

食管癌早期症状常不明显，但在吞咽粗、硬食物时可能有不同程度的不适感觉，包括吞咽食物时的哽噎感及胸骨后烧灼样、针刺样或牵拉摩擦样疼痛。食物常通过缓慢，并有停滞感或异物感。哽噎、停滞感常通过吞咽水后缓解或消失。症状时轻时重，病变进展缓慢。

中晚期食管癌典型的症状为进行性吞咽困难，先是难咽干的食物，继而是只能进半流质食物，最后水和唾液也不能咽下。常吐黏液样痰，为下咽的唾液和食管内的分泌物。患者逐渐消瘦、脱水、无力。持续胸痛或背痛表示为晚期症状，癌肿已侵犯食管外组织。当癌肿梗阻所引起的炎症水肿暂时消退，或部分癌肿脱落后，梗阻症状可暂时减轻，常误认为病情好转。若癌肿侵犯喉返神经，可出现声音嘶哑；若压迫颈交感神经节，可产生霍纳综合征；若侵入气管、支气管，可形成食管、气管或支气管瘘，吞咽水或食物时出现剧烈呛咳，并发生呼吸系统感染。最后出现恶病质状态。若有肝、脑等脏器转移，可出现黄疸、腹腔积液、昏迷等症状。

CT 表现：①管壁增厚。早期为偏心性，进一步发展可致整个管壁增厚，黏膜破坏，相应段管腔狭窄，龛影形成；局部形成软组织肿块，增强扫描肿瘤呈中度强化。②侵犯食管周围结构。表现为周围脂肪间隙模糊消失，侵犯气管表现为食管、气管瘘形成，可伴有纵隔淋巴结增大。

食管癌一般行食管吞钡双重对比造影即可，CT 检查主要判断食管癌的病变范围及壁外侵犯情况。

第三节　胃、十二指肠疾病的 CT 诊断

一、溃疡性疾病

胃、十二指肠溃疡是消化道常见的疾病，十二指肠溃疡较胃溃疡多见，与胃酸水平及幽门螺杆菌感染有关。病理表现为胃壁溃烂、缺损，形成壁龛。临床表现为长期反复的上腹疼痛。

CT 对胃、十二指肠溃疡的诊断价值不大，尤其是良性溃疡。不典型时表现为胃壁不规则增厚或腔外软组织肿块。需行活检与溃疡型胃癌鉴别。

溃疡性病变主要靠 X 线钡剂造影或胃镜检查来诊断，而 CT 在观察溃疡穿孔、恶变等方面有一定优势。

二、憩室

十二指肠憩室占消化道憩室的首位，胃憩室少见。病因不清，可能与先天性肠壁发育薄弱有关，病理为多层或单层肠壁向腔外呈囊袋状突出，多位于十二指肠内侧。单纯憩室无症状，合并憩室炎或溃疡可有上腹痛、恶心、呕吐等症状。

CT 表现：圆形或卵圆形囊袋状影，与肠腔关系密切，三维重建常见一窄颈与肠腔相连。其内密度混杂，含有气体、液体或高密度对比剂。十二指肠乳头旁憩室常引起胆管及胰管扩张。

胃、十二指肠憩室具有典型表现，行钡剂造影检查一般可确诊。

三、胃淋巴瘤

胃是胃肠道器官中发生淋巴瘤概率最高的部位，占 50% 以上，25% 的淋巴结外淋巴瘤发

生于胃。胃淋巴瘤占胃恶性肿瘤的 2% ~ 5%，大多为非霍奇金淋巴瘤。胃恶性淋巴瘤有原发性与继发性之分，病变局限于胃和区域性淋巴结者为胃原发性恶性淋巴瘤，而全身淋巴瘤伴有胃受侵者为胃继发性恶性淋巴瘤。

局限于胃黏膜或黏膜下层的早期胃淋巴瘤，其病理形态大多以凹陷性病变为主，胃双对比造影片中可表现为较浅的不规则形溃疡，周围黏膜因淋巴瘤的浸润而呈现小结节影，但也有表现为黏膜皱襞增粗或表面有溃疡的黏膜下肿块，很难与早期胃癌作出鉴别。CT 检查对这类病变的显示较困难。

晚期胃淋巴瘤病变常较大，大者直径可大于 10 cm。病变可发生于胃的任何部位，但以胃窦和胃体部多见。根据其大体病理特征，CT 检查时可呈现胃淋巴瘤的浸润、肥大和息肉的特征性改变，表现为胃壁广泛性或节段性浸润增厚。胃壁节段性浸润者较多位于胃近端，而胃壁广泛性增厚者，其浸润长度可超过全胃的 1/2，胃壁浸润增厚 4 ~ 5 cm，甚至有文献报道有胃壁浸润增厚达 8 cm 者。胃壁的不规则增厚使胃壁内、外缘均不整齐，内缘受侵使胃腔变形、变小，但在胃不同充盈的情况下，其大小、形态可有改变，提示胃壁尚具有一定的柔软性。胃外缘受侵通常仍能显示其胃周脂肪层，也不常侵犯邻近器官。增厚的胃壁密度均匀，静脉团注对比剂后也常呈一致性增强，其强化程度较皮革样胃低 10 ~ 20 HU。在胃壁增厚的基础上，CT 有时可显示增粗肥大的胃皱襞；突向胃腔内的息肉样肿块伴或不伴溃疡，尤其见于伯基特淋巴瘤中。晚期胃淋巴瘤可经幽门蔓延至十二指肠。CT 可显示十二指肠较长范围的浸润增厚、结节样肿块、空腔形成等病变。胃继发性淋巴瘤，CT 还可发现其有肠系膜和（或）腹膜后淋巴结增大及肝、脾大等改变。当胃淋巴瘤的增厚胃壁中出现非均匀性、有液体的密度影时，需警惕有穿破或窦道形成的可能，这一改变特别易在化疗过程中发生，且可早于临床症状出现。

在 CT 检查中，胃恶性淋巴瘤与胃癌的鉴别有时较为困难，下列几点可为其鉴别提供参考：①胃淋巴瘤时，胃壁增厚 4 ~ 5 cm，厚于胃癌（2 cm）。②胃淋巴瘤的胃壁浸润厚，与其柔软度常不一致，而胃浸润型癌则多见胃壁僵硬。③胃淋巴瘤的胃腔缩小较胃癌少见。④胃淋巴瘤时，胃周脂肪消失与邻近脏器侵犯不及胃癌常见。⑤增强扫描时，胃淋巴瘤的强化程度不及胃癌高。⑥胃淋巴瘤伴发的腹内淋巴结常较胃癌的转移性淋巴结大。⑦CT 上显示位于肾蒂平面以下的淋巴结也较胃癌多见。

四、胃间质瘤

胃间质瘤（GIST）起源于胃肠道原始间叶组织的间质卡哈尔细胞，光镜下肿瘤细胞与平滑肌肿瘤细胞类似，但超微结构显示这类肿瘤无任何细胞分化特征。要作出胃间质瘤的明确诊断，必须在完成病理检查的基础上再做一系列免疫组化试验，排除平滑肌类或神经类肿瘤的可能性后方可确诊。

CT 表现：胃间质瘤大多为单发、较大的、腔内（外）生长的肿块，以腔外肿块多见，腔外或肿瘤表面易形成溃疡，中心多发生坏死，CT 平扫和增强扫描上的表现与恶性平滑肌肉瘤极相似，两者常不能在影像学上作出鉴别。胃间质瘤的良恶性鉴别较困难，发生于胃的胃间质瘤，恶性者要显著多于良性［两者比例为（3 ~ 5）：1］。

五、胃癌

胃癌的病因至今不明，好发年龄为 40 ～ 60 岁，可发生在胃的任何部位，以胃窦、胃小弯、贲门常见。胃癌起于黏膜上皮细胞，都为腺癌。早期胃癌临床症状轻微，进展期胃癌表现为上腹痛、消瘦及食欲缺乏。

CT 表现：胃壁局限性或广泛性增厚，胃腔狭窄，胃腔内形成不规则软组织肿块，表面凹凸不平，早期扫描肿瘤强化明显。周围组织受侵时表现为胃周脂肪层模糊消失，腹腔腹膜后淋巴结增大，常伴有肝转移。

第四节 肝脏疾病的 CT 诊断

一、肝囊肿

肝囊肿是比较常见的良性疾病，根据发病原因不同，可将其分为非寄生虫性和寄生虫性肝囊肿。非寄生虫性肝囊肿又分为先天性和后天性（如创伤、炎症性和肿瘤性，又称为假性囊肿），以先天性肝囊肿最常见（本部分主要讨论先天性肝囊肿）。先天性肝囊肿起源于肝内迷走的胆管或由肝内胆管和淋巴管在胚胎期发育障碍所致，可单发或多发，肝内 2 个以上囊肿者称为多发性肝囊肿。有些病例两肝散在大小不等的囊肿，又称为多囊肝，通常并存有肾、胰腺、脾、卵巢及肺等部位的囊肿。临床一般无表现，巨大囊肿可压迫肝和邻近脏器产生相应症状。

CT 表现：圆形或椭圆形、密度均匀、边缘光滑的低密度区，CT 值接近于水。合并出血或感染时密度可增高。增强扫描时厚囊肿不强化。需与囊性转移瘤和肝包虫囊肿相鉴别，可依据增强扫描肝囊肿无强化、密度均匀来鉴别。

二、肝内胆管结石

（一）临床表现

肝内胆管结石的形成与细菌感染、胆汁滞留有关。肝内胆管结石与肝内胆管狭窄、扩张并存较多见，因此有胆汁的淤积。肝内胆管狭窄于两侧肝管均可见到，以左侧多见，也可见于肝门左、右肝管汇合部。主要临床表现有：①患者疼痛不明显，发热、寒战明显，呈周期性发作。②疼痛放射至下胸部、右肩胛下方。③无黄疸。④多发肝内胆管结石者易发生胆管炎，急性发作后恢复较慢。⑤肝大，肝区叩击痛。⑥多发肝内胆管结石者，多伴有低蛋白血症及明显贫血。⑦肝内胆管结石广泛存在者，后期会出现肝硬化、门静脉高压。

（二）CT 表现

肝内胆管结石：CT 表现为管状、不规则高密度影，典型者在胆管内形成铸型结石，密度与胆汁相比呈等密度到高密度不等，以高密度多见。结石位于远端较小的分支时，肝内胆管扩张不明显；结石位于肝内较大胆管者，远端小分支扩张。

肝内胆管结石伴感染：肝内胆管结石可伴感染，主要有胆管炎、胆管周围脓肿形成等。

CT表现为胆管壁增厚，有强化。胆管周围有脓肿，可见片状低密度影或低信号，呈环形强化及延迟强化等表现。

肝内胆管结石伴胆管狭窄：CT显示结石情况及逐渐变细的胆管形态。

肝内胆管结石伴胆管细胞癌：CT增强扫描可在显示肝内胆管结石及扩张的胆管的同时，对胆管细胞癌肿块的位置、大小、形态及其对周围肝实质的侵犯情况进行精确分析。动态增强扫描有特异性的表现，依表现分为肝门型和周围型。肝门型病灶70%以上可显示肿块，呈中度强化，小结节局限于腔内时，可显示胆管壁增厚和强化，腔内软组织影和显示中断的胆管，动态增强扫描其强化方式呈延迟强化，具有较高的特异性。周围型病灶一般较大，在平扫和增强扫描中，都表现为低密度或低信号灶，多数病例有轻度到中度强化，以延迟强化为主，常伴有病灶内和（或）周围区域胆管扩张。

三、肝挫裂伤

由于肝体积大、肝实质脆性大、包膜薄等特点，在腹部受到外力撞击时容易产生闭合伤，即肝挫裂伤，多由高处坠落、交通意外引起。临床表现为肝区疼痛，严重者还会发生失血性休克。CT检查能准确判断肝外伤的部位、范围、肝实质损伤和大血管的关系、腹腔积血的量，为外科决定手术或保守治疗提供重要依据。

CT表现：①肝包膜下血肿。包膜下镰状或新月状等低密度区，周围肝组织弧形受压。②肝实质血肿。肝内圆形、类圆形或星芒低密度灶。③肝撕裂为多条线状低密度影，边缘模糊。

四、肝脓肿

肝脓肿是肝内常见的炎性病变，分细菌性、阿米巴性、真菌性、结核性等，以细菌性、阿米巴性肝脓肿多见。肝脓肿病理改变可分为3层结构，中心为组织液化坏死，中间为含胶原纤维的肉芽组织，外周为移行区域，为伴有细胞浸润及新生血管的肉芽组织。临床表现为肝大、肝区疼痛、发热及白细胞升高等急性感染表现。

CT表现：平扫肝实质呈圆形或类圆形低密度病灶，中央为脓腔，密度均匀或不均匀，CT值高于水、低于肝，有时可见积气或液平面。脓腔壁为较高密度环状阴影，急性期可见壁外水肿带，边缘模糊。增强扫描示脓肿壁明显环状强化，中央坏死区无强化，称"双环征"，代表强化脓肿壁及水肿带。"双环征"和脓肿内积气为肝脓肿的特征性表现。

五、肝硬化

肝硬化是以肝广泛纤维结缔组织增生为特征的慢性肝病，正常肝小叶结构被取代，肝细胞坏死、纤维化，肝组织代偿增生形成再生结节，晚期肝体积缩小。引起肝硬化的主要原因有乙型肝炎、丙型肝炎、酗酒、胆道疾病、寄生虫病等。早期无明显症状，晚期可出现腹胀、消化不良、消瘦、贫血及颈静脉怒张、肝大、脾大、腹水等表现。

CT表现：①肝叶比例失调。肝左叶尾叶常增大，右叶萎缩，肝裂增宽，肝表面凹凸不平，表面呈结节状，晚期肝硬化体积普遍萎缩。②肝密度不均匀。肝硬化再生结节为相对高密度，动态增强扫描见强化。③脾大（＞5个肋单位）。脾静脉、肝门静脉扩张及侧支循环建立，出现胃短静脉、胃冠状静脉及食管静脉曲张，部分患者见脾肾分流。④腹水。表现为腹腔间隙水样密度灶。少量腹水常积聚于肝、脾周围，大量腹水时肠管因受压而聚拢，并造成肠壁水肿。

六、脂肪肝

脂肪肝为肝内脂类代谢异常，诱发三酰甘油和脂肪酸在肝内聚积、浸润和变性的现象，分局灶性脂肪浸润及弥漫性脂肪浸润 2 种。常见原因有肥胖、糖尿病、肝硬化、激素治疗及化疗后反应等。临床表现为肝大、高脂血症等症状。

CT 表现：①局灶性脂肪浸润。表现为肝叶或肝段局部密度减低，密度低于脾，无占位效应，其内见血管纹理分布。②弥漫性脂肪浸润。表现为全肝密度降低，肝内血管异常清晰。③其他。常把肝与脾的 CT 比值作为脂肪肝治疗后的观察指标。

七、肝良性肿瘤或肿瘤样病变

（一）肝细胞腺瘤

肝细胞腺瘤与口服避孕药或合成激素有关，肿瘤由分化良好、形似正常的肝细胞组织构成，无胆管，表面光滑，有完整假包膜。主要见于年轻女性，多无症状，停用避孕药后肿块可缩小或消失。

CT 表现：平扫示圆形低密度块影，边缘锐利，少数为等密度影。增强扫描示动脉期强化较明显。有时肿瘤周围可见脂肪密度包围环，为该肿瘤的特征性表现。

（二）肝脏局灶性结节增生

肝脏局灶性结节增生是一种相对少见的肝良性富血供占位性病变。常为单发，易发生于肝包膜下，边界多清晰，但无包膜，其病理表现为实质部分由肝细胞、肝巨噬细胞、血管和胆管等组成，肝小叶的正常排列结构消失；肿块内部有放射性纤维瘢痕，瘢痕组织内包含一条或数条供血滋养动脉。临床多见于年轻女性，通常无临床症状。

CT 表现：平扫表现为肿块等密度或略低密度，中央瘢痕为更低密度；动态增强扫描肝脏局灶性结节增生表现基本恒定，表现为动脉期明显均匀强化（中央瘢痕除外），强化程度强于肝细胞癌及海绵状血管瘤，门脉期强化程度降低，略高于正常肝组织，中央瘢痕一般延时强化。

（三）血管平滑肌脂肪瘤

血管平滑肌脂肪瘤是一种较为少见的肝良性间叶性肿瘤，由血管、平滑肌和脂肪 3 种成分以不同的比例组成。随着病理学诊断水平的不断提高，近年来对其报道逐渐增多，但由于该瘤的形态学变异为多样化，因此大多数病例被误诊为癌、肉瘤或其他间叶性肿瘤。

血管平滑肌脂肪瘤病理成分的多样化导致对其的临床准确诊断存在一定困难。根据 3 种组织成分的不同比例将血管平滑肌脂肪瘤分为以下 4 种类型：①混合型。各种成分比例基本接近。混合型血管平滑肌脂肪瘤是血管平滑肌脂肪瘤中常见的一种类型，CT 平扫为含有脂肪的混杂密度，各种成分的比例相近，增强扫描动脉期软组织成分有明显强化，多数能持续到门脉期，病灶中心或边缘可见高密度血管影。②平滑肌型。脂肪含量小于或等于 10%，根据其形态分为上皮型、梭形细胞型等。平滑肌型血管平滑肌脂肪瘤中的脂肪含量小于或等于

10%，增强扫描示动脉期及门脉期强化都略高于周围肝组织，但术前准确诊断困难。③脂肪型（脂肪含量≥70%）。脂肪型血管平滑肌脂肪瘤影像学表现相对有特征性，脂肪是其特征性 CT 表现之一，其他成分的比例相对较少。因此在 CT 扫描时发现有低密度脂肪占位则高度怀疑血管平滑肌脂肪瘤。④血管型。血管型血管平滑肌脂肪瘤诊断依靠动态增强扫描。发现大多数此类的血管平滑肌脂肪瘤在注射对比剂后 40 秒，病灶达到增强峰值，延迟期（>4 分钟）病灶仍然强化，强化方式类似血管瘤，易造成鉴别诊断困难，主要靠病灶内含有脂肪及中心高密度点状血管影加以区别。

八、肝恶性肿瘤

（一）肝癌

肝癌是成人较常见的恶性肿瘤之一，肝癌患者大多具有肝硬化背景。肝癌有 3 种组织学类型：肝细胞型、胆管细胞型、混合型。肿瘤主要由肝动脉供血，易发生出血、坏死、胆汁淤积。按大体形态分型，肿块大于 5 cm 者为块状型，小于或等于 5 cm 者为结节型，细小癌结节广泛分布者为弥漫型。纤维板层型肝癌为一种特殊类型肝癌，以膨胀性生长并有较厚包膜及瘤内钙化为特征，多好发于青年人，无乙型肝炎、肝硬化背景。

CT 表现：①肝细胞型肝癌。表现为或大或小、数目不定的低密度灶。CT 值低于正常肝组织 20 HU 左右。有包膜者边缘清晰，若边缘模糊不清，表明浸润性生长特征，常侵犯肝门静脉及肝静脉。有些肿瘤分化良好，平扫呈等密度。增强扫描表现多种多样，通常动脉期癌灶为明显不均匀强化，门脉期及延迟期快速消退，即所谓的"快进快出"强化模式。②胆管细胞型肝癌。平扫为低密度肿块，增强扫描动脉期无明显强化，门脉期及延迟期边缘强化，并向中央扩展。发生在较大胆管者，可见肿瘤近端胆管呈节段性扩张。

一般肝癌通过典型 CT 表现、慢性肝病史、甲胎蛋白（AFP）升高即可确诊。部分不典型者可通过影像引导下穿刺活检明确诊断。

（二）肝转移瘤

由于肝为双重供血，其他脏器恶性肿瘤容易转移至肝。消化系统肿瘤转移占首位，其次为肺、乳腺等肿瘤。肝转移瘤，多为结节或圆形团块状，中心发生坏死、出血和囊变、钙化较常见。

CT 表现：①可发现 90% 以上肿瘤，表现为单发或多发圆形低密度灶，大部分病灶边缘较清晰，密度均匀，CT 值为 15～45 HU，若中心坏死、囊变则密度更低。若有出血、钙化则局部为高密度影。②增强扫描瘤灶边缘变清晰，呈花环状强化，称为"环靶征"，部分病灶中央延时强化，称为"牛眼征"。

九、肝血管性病变

（一）海绵状血管瘤

海绵状血管瘤起源于中胚叶，为中心静脉和肝门静脉发育异常所致。由大小不等的血窦组成，血窦内充满血液，与正常肝组织间有薄的纤维包膜。瘤体小至数毫米，大至数十厘米，直径大于或等于 4 cm 者称巨大海绵状血管瘤。小海绵状血管瘤者无症状，巨大海绵状血管瘤会引起压迫症状，使血管瘤破裂致肝内或腹腔出血。

CT 表现：平扫为圆形或类圆形低密度灶，边缘清晰，密度均匀。动态增强扫描动脉期病灶周边结节或环状强化，门脉期逐渐向中心充填，延时期（5 ~ 10 分钟）病灶大部或全部强化。整个强化过程呈"早出晚归"，为海绵状血管瘤特征性征象。巨大海绵状血管瘤可见分隔或钙化。大海绵状血管瘤内部多有纤维、血栓及分隔而不强化。

CT 是诊断海绵状血管瘤的主要手段，但若未做延迟扫描或时间掌握不好，可能造成误诊；特别是伴有脂肪肝的患者，CT 诊断较困难，可选用磁共振成像（MRI）检查，MRI 诊断海绵状血管瘤有特征表现。

（二）巴德 – 吉亚利综合征

巴德 – 吉亚利综合征（BCS）是指肝静脉流出道阻塞引起的以肝脏血液回流障碍为主要表现的综合征，阻塞可发生于肝与右心房之间的肝静脉或下腔静脉内。BCS 是一种全球性疾病，其发病率、病因、病变类型及临床表现具有一定地域性。在亚洲，BCS 多由下腔静脉膜性阻塞所致，多无明确病因。临床主要表现为下腔静脉梗阻和门静脉高压症状，发病年龄以20 ~ 40 岁多见，男性略高于女性，如诊断不及时可导致肝实质纤维化、肝硬化，甚至肝衰竭而死亡。临床上依据 BCS 病变类型和阻塞部位将其分为肝静脉阻塞型、下腔静脉阻塞型及肝静脉下腔静脉均阻塞型。

CT 表现：①CT 可直接显示肝静脉和下腔静脉的情况，表现为肝静脉和（或）下腔静脉明显狭窄或闭塞。②肝实质内呈网格状改变或局部低密度影，增强扫描时呈渐进式强化，为肝淤血所致的局部区域相对减弱的动脉血流、窦后压力增高、门静脉血流减慢所致。显示的门静脉高压征象包括腹水、胆囊水肿、胆囊静脉显示和侧支循环形成等。③肝内侧支血管，在 CT 增强扫描时表现为多发"逗点状"异常强化灶，为扭曲襻状血管，尤其在延迟期扫描可显示肝内迂曲高密度影。④肝硬化改变，伴或不伴轻度脾大。⑤肝再生结节，病理检查中，60% ~ 80%的 BCS 患者肝内可见到直径大于或等于 5 mm 的多发的再生结节，也称腺瘤性增生结节或结节样再生性增生。通常为散在多发，圆形或类圆形，边界清晰，大小不等，通常直径为 0.2 ~ 4.0 cm，少数可为 7 ~ 10 cm。部分位于周边的结节，可引起肝轮廓改变。

（三）肝小静脉闭塞病

肝小静脉闭塞病（HVOD）是指肝小叶中央静脉和小叶下静脉损伤导致管腔狭窄或闭塞而产生的肝内窦后性门静脉高压症。目前所知，本病的致病原因主要有两大类，一是食用含吡咯烷生物碱的植物或被其污染的谷类；二是肿瘤化疗药物和免疫抑制药的应用。另有文献认为，肝区放疗 3 ~ 4 周，肝照射区的照射剂量超过 35 Gy 时也可发生本病。

急性期肝小叶中央区肝细胞由于静脉回流不畅致出血坏死，无炎细胞浸润；亚急性期肝小叶肝小静脉支内皮增生、纤维化致管腔狭窄，出现血液回流障碍，周围有广泛的纤维组织增生；慢性期呈同心源性肝硬化的表现。急性期起病急骤，有上腹剧痛、腹胀、腹水等表现，黄疸、下肢水肿少见，有肝功能异常；亚急性期的特点是持久性的肝大，反复出现腹水；慢性期表现以门静脉高压为主。

CT 表现：①平扫。肝大，密度降低，严重者呈"地图状"、斑片状低密度，呈中至大量腹水。②增强扫描动脉期。肝动脉呈代偿改变，血管增粗、扭曲，肝脏可有轻度的不均匀强化。③增强扫描门脉期。特征性"地图状"、斑片状强化和低灌注区；肝静脉显示不清，下腔静脉肝段明显变扁，远端不扩张亦无侧支循环，下腔静脉、门静脉周围呈"晕征"或"轨道征"，胃肠道多无淤血表现。④增强扫描延迟期。肝内仍可有"地图状"、斑片状的低密度区存在。

（四）肝血管畸形

肝血管畸形分为先天性和特发性两类，前者为遗传性出血性毛细血管扩张症（HHT）的肝血管异常表现的一部分，较为多见；后者为单纯肝血管畸形，而无其他部位或脏器的血管畸形。HHT 有 4 个特征：家族性遗传病、鼻咽部出血、脏器出血及内脏动静脉畸形。一般认为，如果上述特征出现 3 项即可诊断为 HHT。主要的临床表现为肝硬化，继而出现肝性脑病、食管静脉曲张及充血性心力衰竭等。HHT 的病变主要累及毛细血管、小静脉及小、中动脉，表现为毛细血管扩张、动静脉畸形及动静脉瘘。这种改变可累及皮肤、黏膜、肺、胃肠道、肝和中枢神经系统，肝受累的概率为 8%～31%，可形成肝硬化改变。特发性肝血管畸形仅指肝动脉异常，而无其他脏器和部位相应血管畸形，但同 HHT 比较，两者的肝动脉畸形改变是类似的。

CT 表现：CT 和增强扫描显示患者有典型的肝内动静脉瘘，轻度门静脉、肝静脉瘘，肝血管畸形有许多伴发改变，如肝动脉增粗并压迫局部胆管，可使胆管扩张，由于血流动力学改变可致肝大、肝尾叶萎缩等，增强扫描动脉期肝实质灌注不均匀，可见斑片状强化区且其间夹杂散在点状强化，腹腔动脉干及肝内动脉呈明显增宽、扭曲改变，同时伴肝大，全肝静脉显影清晰；门脉期肝实质密度强化基本均匀，门静脉一般无明显异常改变。

第五节　胆囊疾病的 CT 诊断

一、胆囊结石伴单纯性胆囊炎

急性胆囊炎的病理改变是胆囊壁充血、水肿及炎性渗出，严重者胆囊壁可坏死或穿孔形成胆瘘，常合并胆囊结石。临床上患者常有慢性胆囊炎或胆囊结石病史，其症状为右上腹疼痛，放射至右肩，为持续性疼痛并有阵发性绞痛，伴畏寒、呕吐。

CT 表现：平扫示胆囊增大，直径大于或等于 15 mm，胆囊壁弥漫性增厚大于或等于 3 mm，常见胆囊结石；增强扫描示增厚的胆囊壁明显均匀强化。胆囊窝可有积液，若胆囊壁坏死、穿孔，可见液平面。

二、黄色肉芽肿性胆囊炎

黄色肉芽肿性胆囊炎（XGC）是一种以胆囊慢性炎症为基础，伴胆汁肉芽肿形成、重度增生性纤维化及泡沫状组织细胞为特征的炎性疾病。常见于女性，患者常有慢性胆囊炎或结石病史，临床表现与普通胆囊炎类似。

CT 表现：①不同程度的胆囊壁增厚，呈弥漫性或局限性胆囊增大。②胆囊壁可见大小不一、数目不等的圆形或椭圆形低密度灶，病灶可融合，增强无明显强化。胆囊壁轻、中度强化。③可显示黏膜线。④胆囊周围侵犯征象，有胆囊结石或钙化。

需要注意的是，CT 诊断此病时常易误诊为胆囊癌伴周围侵犯，需取部分胆囊组织做病理检查后才能最终确诊。

三、胆囊癌

胆囊癌病因不明，可能与胆囊结石及慢性胆囊炎长期刺激有关。多见于中老年人，以女性多见。早期无明显症状，进展期表现为右上腹持续性疼痛、黄疸、消瘦、肝大及腹部包块。约 80%胆囊癌患者合并胆囊结石，70%～90%为腺癌，80%呈浸润性生长。晚期肿瘤侵犯肝、十二指肠、结肠肝曲等周围器官，可通过肝动脉、门静脉及胆道远处转移。

CT 表现：主要分为胆囊壁增厚型、腔内型、肿块型和弥漫浸润型，表现为胆囊壁不规则性增厚或腔内肿块，增强扫描明显强化，常合并胆管受压扩张，邻近肝组织受侵表现为低密度区。

需要注意的是，CT 虽然在诊断胆囊癌上很有价值，但有一定的局限性。如早期胆囊癌，CT 易漏诊，而晚期胆囊癌，CT 不易区分肿瘤来源，且不易发现胆囊癌胆管内播散等。因此还需进一步检查方可确诊。

第六节　胰腺疾病的 CT 诊断

一、胰腺炎

胰腺炎分为急性胰腺炎、慢性胰腺炎和自身免疫性胰腺炎（AIP）。

（一）急性胰腺炎

急性胰腺炎为常见的急腹症之一，多见于成年人，暴饮暴食及胆道疾病为常见诱因。按病理学分型可分水肿型及出血坏死型两种。水肿型表现为胰腺肿大、间质充血水肿及炎症细胞浸润；出血坏死型表现为胰腺腺泡坏死、血管坏死性出血、脂肪坏死，伴胰周渗液及后期假性囊肿形成。临床起病急骤，表现为持续性上腹部疼痛，放射至胸背部，伴发热、呕吐，甚至低血压休克。实验室检查见血和尿淀粉酶升高。

CT 表现：①水肿型。轻型者 CT 表现正常，多数表现为胰腺不同程度增大，密度正常或稍低，轮廓清或欠清，可有胰周渗液，增强后胰腺均匀性强化。②出血坏死型。胰腺体积弥漫性增大，密度不均匀，常见高低混杂密度区，增强扫描见低密度坏死区，胰周脂肪层模糊消失，胰周见低密度渗液，肾前筋脉增厚。常并发胰腺蜂窝织炎及胰腺脓肿。

需要注意的是，部分患者早期 CT 表现正常，复查时才出现胰腺增大、胰周渗液等征象。CT 对出血坏死型胰腺炎诊断有重要价值，因此临床怀疑急性胰腺炎时应及时行 CT 检查并复查。

（二）慢性胰腺炎

在我国，慢性胰腺炎以长期存在胆道疾病为主要病因。病理特征是胰间质纤维组织增生或胰腺腺泡广泛进行性纤维化和胰腺实质破坏，以及不同程度的炎症性改变。临床视其功能受损程度不同而有不同表现，常有反复上腹痛及消化障碍。

CT 表现：①胰腺轮廓改变。可表现为外形正常，呈弥漫性增大或萎缩，或局限性增大。弥漫性增大常见于慢性胰腺炎急性发作者。②主胰管扩张。直径大于 3 mm，常伴胰管内结石或胰管狭窄。③胰腺密度改变。钙化是慢性胰腺炎的特征，胰腺实质坏死区表现为不均质边界不清的低密度区，增强扫描早期可见强化。④假囊肿形成。⑤肾前筋膜增厚。

需要注意的是，CT 诊断慢性胰腺炎时，最关键的就是要排除胰腺癌或是否合并胰腺癌。行磁共振胰胆管成像（MRCP）检查观察病变区胰管是否贯穿或中断，有助于提高诊断准确性。

（三）自身免疫性胰腺炎

AIP 是一种与自身免疫相关的特殊类型的慢性炎症，病理表现为胰腺的淋巴浆细胞浸润及纤维化。主要见于老年患者，男女发病无明显区别。该病起病隐匿，患者症状一般比较轻微，若胰头发病可表现为梗阻性黄疸。实验室检查示丙种球蛋白升高，IgG 及 IgG4 升高。

CT 表现：典型的 AIP 表现为胰腺弥漫性肿胀，呈腊肠样，密度减低，胰周出现低密度鞘膜样边缘，边界清晰，一般不出现渗液，增强扫描表现为均匀延迟性强化；胰管呈弥漫或节段性不规则狭窄或扩张，胰管钙化及假性囊肿少见，不累及邻近系膜及血管。

二、胰腺良性肿瘤或低度恶性肿瘤

（一）胰岛细胞瘤

胰岛细胞瘤起源于胰腺内分泌细胞，根据有无激素分泌活性，分为功能性和非功能性两大类。90% 的功能性胰岛细胞瘤直径不超过 2 cm，而 85% 的良性非功能性胰岛细胞瘤瘤体很大。不同肿瘤其临床表现不一样，非功能性胰岛细胞瘤小者无症状，大者以腹部肿块为主诉；功能性胰岛细胞瘤因分泌不同激素而症状不同，如胰岛素瘤表现为持续性低血糖，胃泌素瘤表现为胰源性溃疡等。

CT 表现：动态增强扫描因肿瘤血管丰富而增强显示。非功能性胰岛细胞瘤瘤体很大，平扫呈等或低密度，肿块呈椭圆形或分叶状，可出现囊变坏死，少数有钙化，邻近器官因受压而有改变。增强扫描实质部明显强化，肿瘤不侵犯腹腔干及肠系膜血管根部周围脂肪层。

需要注意的是，功能性胰岛细胞瘤由于瘤体小，常规 CT 检出的敏感性不高，因此判断胰岛细胞瘤良恶性的价值有限，需应用免疫化学检查来判断。

（二）胰腺囊性肿瘤

胰腺囊性肿瘤比较少见，病理上分为大囊型及小囊型。好发于胰体、尾部，高龄女性多见，一般无明显临床症状，瘤体较大时可触及腹部包块，胃肠道可有不适症状。

CT 表现：可见胰腺内壁较厚的囊性肿块，大囊型直径大于 2 cm，小囊型直径小于 2 cm，囊壁可见向腔内突出的乳头状肿瘤，或表现为多个小囊状肿物，中心呈放射状间隔。增强扫描较明显强化。

三、胰腺癌

胰腺癌主要源于导管细胞，无明确诱发因素，慢性胰腺炎是重要因素。多见于 60 ~ 80 岁，男性好发。按临床表现分为胰头癌、胰体癌、胰尾癌及全胰腺癌。腹痛、消瘦和乏力为所有类型胰腺癌的共同症状，黄疸是胰头癌的突出表现。CT 是诊断胰腺癌的"金标准"。

CT 表现：①胰腺呈局限性或弥漫性增大，有肿块形成。②胰腺内有不均质低密度肿块，内部可有液化坏死区，增强扫描病灶轻度强化。③病变处胰管中断，远侧胰管扩张，周围腺体萎缩。胰头癌可出现"双管征"。④胰周脂肪层模糊消失伴条索状影，血管（腹腔干、肠系膜上动静脉多见）被包埋。⑤腹膜后淋巴结增大及远处转移，以肝多见。

第七节　肠道疾病的 CT 诊断

一、肠梗阻

肠梗阻是临床最常见的急腹症之一，可见于各年龄段。肠梗阻的病因很多，其临床表现复杂多变且无特异性，不但引起肠管本身解剖和功能的改变，还可导致全身性正常生理机制紊乱。腹部 X 线平片对肠梗阻的诊断具有重要作用，但对 20% ~ 52% 的病例尚不能作出肯定的诊断，对梗阻原因、有无闭袢和绞窄的诊断价值十分有限。钡剂检查对明确肠梗阻有一定的诊断价值，并对小儿肠套叠有重要治疗意义，但对不完全性小肠梗阻诊断价值有限，并存在使完全性小肠梗阻患者梗阻程度加重的危险。螺旋 CT 作为一种先进的无创性检查技术，具有良好的密度分辨力和时间分辨率，对气体和液体分辨均很敏感，将腹部 X 线平片上相互重叠的组织结构可在横断面清晰显示，结合其强大的后处理功能，能全面显示和判断是否存在肠梗阻、梗阻部位及程度、梗阻原因，CT 发现有无闭袢和绞窄比出现临床症状、体征早数小时，并且对肿瘤引起梗阻的病灶性质判断、周围情况显示、分期等具有显著的优越性，因此越来越被广泛认可。

肠梗阻一般可分为机械性、动力性（包括假性肠梗阻）、血运性肠梗阻三大类，其中大部分为机械性肠梗阻。机械性肠梗阻按照梗阻的病变位置可分为肠壁、肠腔内和肠腔外 3 种；按照有无绞窄又可分为单纯性机械性肠梗阻和绞窄性机械性肠梗阻。下面简单介绍几种常见的和部分罕见但可能会导致严重并发症的机械性肠梗阻类型及其 CT 表现，以便读者在临床工作中综合分析并进行正确诊断。

（一）肿瘤性肠梗阻

肠道肿瘤是引起肿瘤性肠梗阻的重要原因之一。临床表现为腹痛、腹胀、呕吐，以及肛门停止排便、排气。

CT 表现：可显示梗阻近、远段肠管情况，用阳性对比剂充盈肠管并追踪梗阻点，以重组分析梗阻段情况，常能显示肠腔或肠壁肿块，同时显示供血动脉及引流静脉。肠道恶性肿瘤的 CT 图像一般有 3 个特征：第一，肠壁肿块局部僵硬，较明显强化，中央有坏死。第二，移行带狭窄、不规则，肠壁不规则增厚。第三，淋巴结增大。

（二）肠扭转

肠扭转是一种严重的急腹症，以小肠多见，原因有先天发育异常、术后粘连、肠道肿瘤、胆道蛔虫及饱餐后运动等。另外，小肠内疝（部分小肠疝入手术形成的空隙内）实质上也是肠扭转。临床表现为急性完全性肠梗阻，常在体位改变后剧烈腹痛。

CT 表现：①"漩涡征"，表现为肠曲及肠系膜血管紧紧围绕某一中轴盘绕、聚集。②"鸟嘴征"，表现为扭转开始后未被卷入"涡团"的近段肠管充气、充液而扩张，紧邻漩涡肠管呈鸟嘴样变尖。③肠壁强化减弱、靶环征及腹水，为肠扭转时局部肠壁血运障碍所致，靶环征指肠壁环形增厚并出现分层改变，为黏膜下层水肿增厚所致。

（三）肠套叠

肠套叠是一段肠管套入邻近肠管，并导致肠内容物通过障碍，以回盲部或升结肠多见。婴幼儿表现为突然发生的阵发性剧烈腹痛、哭闹、果酱样血便。成人肠套叠常继发于肿瘤、炎症粘连及坏死性肠炎等，最常见的是脂肪瘤。临床表现为不完全性肠梗阻或完全性肠梗阻，症状不典型，可出现腹部包块。

CT 表现：出现 3 层肠壁，外层为鞘部肠壁，中间层和内层为套入的折叠层肠壁。鞘部及套入部均可有对比剂或气体，呈多层靶环状表现，即"同心圆征"或"肠内肠征"。原发病灶一般位于肠套叠的头端。CT 重建可见肠系膜血管异常征。

（四）粘连性肠梗阻

粘连性肠梗阻的诊断与治疗是临床上的一个棘手问题，而能否及时正确诊断，对患者治疗效果甚至预后有重大影响。以往肠梗阻的诊断一般依赖于传统 X 线平片，但螺旋 CT 的应用显著提高了粘连性肠梗阻的定性、定位诊断的正确率。粘连性肠梗阻主要继发于腹部手术后，由于此病以不完全性肠梗阻为主，大部分病例临床症状较轻，以反复腹痛为主。

CT 表现：①梗阻近段的肠管扩张和远段肠塌陷。②在梗阻部位可见移行带光滑。③增强扫描示肠壁局部延迟强化，但肠壁未见增厚。④局部见"鸟嘴征"、粘连束带及"假肿瘤征"。

（五）肠内疝

肠内疝是罕见的肠梗阻原因之一，及时正确诊断并进行手术治疗对抢救患者的生命具有重大意义。该病分先天性、后天性肠内疝两种。胚胎发育期，中肠的旋转与固定不正常会导致内疝。腹腔内会有一些腹膜隐窝或裂孔形成，如十二指肠旁隐窝、小网膜孔、肠系膜裂孔等。后天性肠内疝常见于胃空肠吻合术后，上提的空肠袢与后腹膜间可形成间隙，还有末端回肠与横结肠吻合后可形成系膜间隙等。一个正常的腹腔内并无压力差，肠管的各种运动（主要是蠕动）和肠内容物的重力作用及人的体位突然改变，致使肠管脱入隐窝、裂孔或间隙，由于肠管的蠕动，进入孔洞的肠曲增多，无法自行退回则会发生嵌闭、扭转、绞窄，甚至坏死。部分肠内疝由于肠管的运动，可自行退回复位，这就是间断发作或慢性腹痛的原因。肠内疝临床表现不典型，一直以来，正确的术前诊断是难点和重点。

左侧十二指肠旁疝的 CT 表现：①胃、胰腺之间囊性或囊袋状肿块，重建观察发现与其余腹内肠管相连，为移位、聚集的小肠。②肠系膜血管异常征，包括肠系膜血管聚集、牵拉、扭转与充盈，肠系膜血管干左移或右移，超过一个主动脉宽度，并可见粗大的肠系膜血管进入病灶内。③肠系膜脂肪延伸进入病灶内。④滑动薄层块最大强度投影法（STS-MIP）观察有时可见疝口。⑤其他肠段移位，可见十二指肠第四段受压移位。

经肠系膜疝的 CT 表现：①肠管或肠袢聚集、移位、拥挤、拉伸及"鸟嘴征"。肠袢经肠系膜裂孔疝入后，继续蠕动进入更多肠袢，可显示聚集拥挤的肠袢。②其附属肠系膜血管异常征，包括肠系膜血管聚集、牵拉、扭转与充盈等，上述征象在 STS-MIP 重建时可观察到。③肠系膜脂肪延伸进入病灶内，可见附属于疝入肠袢的肠系膜脂肪受牵连进入。④其他肠段移位，原来位置的腹腔空虚及疝入小肠袢对该位置的肠管推移。⑤可见疝口。⑥并发肠扭转时，可显示为肠管及附属肠系膜血管的"漩涡征"。

其他继发性征象：①肠梗阻。位于疝口附近的近段肠管有梗阻扩张、积液征象。②靶环征。为疝入肠管缺血、水肿所致。③腹水。早期可较少，位于疝入侧的结肠隐窝内，后期可明显增加，提示绞窄性肠梗阻甚至有坏死并弥漫性肠膜炎趋势。

（六）胆石性肠梗阻

胆石性肠梗阻以胃的幽门部梗阻为特征，主要是指由于胆结石（多数为较大的胆囊结石）通过胆肠瘘移行在胃的远侧部分或十二指肠近侧部分所造成的胃肠输出段的梗阻，结石性肠梗阻是临床上极为少见的肠梗阻类型。已经发现许多较小的胆结石通过胆囊与十二指肠之间的瘘管后，可滑入小肠而引起小肠梗阻。患者有胆囊结石及慢性胆囊炎病史，胆石性肠梗阻临床症状和体征缺乏特异性，主要包括恶心、呕吐和上腹部疼痛等非特异性征象。

确诊胆石性肠梗阻的直接征象为：①肠腔内胆结石。②胆囊与消化道之间有瘘管。有其中一个直接征象，以下任意两种以上间接征象可确诊为胆石性肠梗阻：一是肠梗阻；二是胆囊塌陷及胆囊与十二指肠之间边界不清；三是胆囊和胆管积气。

（七）粪石性肠梗阻

该病中粪石形成的主要原因是某些食物中含有的鞣酸成分遇胃酸后形成胶状物质，胶状物质与蛋白质结合成不溶于水的鞣酸蛋白，再与未消化的果皮、果核及植物纤维等相互凝集而成。粪石形成后嵌入小肠引起粪石性肠梗阻，其临床症状和体征同胆石性肠梗阻。

CT 表现：大部分粪石呈类圆形，相对低密度，有筛状结构及"气泡征"，与大肠内容物相似，但小肠内容物一般无此形态，增强无强化。

二、肠道炎症

（一）克罗恩病

小肠克罗恩病是一种原因不明的疾病，多见于年轻人。表现为肉芽肿性病变，合并纤维化和溃疡。好发于末段回肠，同时侵犯回肠和空肠。临床常表现为腹痛、慢性腹泻。

CT 表现：受累肠管的肠壁及肠系膜增厚、肠管狭窄，邻近淋巴结增大，邻近腹腔内脓肿或瘘管形成。

（二）肠结核

肠结核好发于回盲部，也可见于空肠、回肠和十二指肠，多见于青壮年。以肠壁和相邻淋巴结的纤维化和炎症为特征。临床常表现为腹痛、腹泻和便秘交替、低热等。

CT 表现：病变肠管狭窄，肠壁增厚，邻近淋巴结肿大。若伴有结核性腹膜炎，则可显示腹水和腹膜增厚。

三、肠道肿瘤

（一）小肠腺癌

小肠腺癌起源于肠黏膜上皮细胞，好发于十二指肠降部和空肠。多见于老年男性。病理上分肿块型和浸润狭窄型。肿瘤向腔内生长或沿肠壁浸润，可产生梗阻症状。

CT 表现：肠壁局限性增厚或肿块形成，近段肠腔梗阻扩张，增强扫描病变呈不均质强化，可伴肠系膜淋巴结肿大。部分腺癌呈局部肠壁水肿增厚改变，但增强扫描有不均匀强化。

小肠造影是诊断小肠腺癌的常用方法。CT 可显示肿块的大小、形态、范围，及其同周围器官的关系、转移情况。必要时可行 CT 引导下穿刺活检。

（二）小肠淋巴瘤

小肠淋巴瘤可原发于小肠，也可为全身淋巴瘤的一部分。小肠淋巴瘤起源肠壁黏膜下层淋巴组织，肿瘤向内浸润黏膜，使黏膜皱襞变平、僵硬，向外侵入浆膜层、系膜及淋巴结。临床常有高位肠梗阻症状。

CT 表现：肠壁增厚，肠腔狭窄，局部形成肿块，病变向肠腔内外生长，增强扫描病变呈轻中度强化。肠系膜及后腹膜常受累。

小肠造影是诊断小肠淋巴瘤的常用方法。CT 有助于显示肿块的大小、形态、范围，及其同周围器官的关系、转移情况。必要时可行 CT 引导下穿刺活检。

（三）结肠癌

结肠癌为常见消化道肿瘤，好发于直肠及乙状结肠。病理多为腺癌，分增生型、浸润型、溃疡型。临床常有便血及肠梗阻症状。

CT 表现：结肠或直肠壁不规则增厚，累及部分或全部肠壁，肠腔内见分叶状或菜花状肿块，晚期肠腔狭窄并侵犯浆膜，肠外脂肪层密度增高，周围淋巴结肿大。增强扫描示病灶强化较明显。

在日常工作中，部分肠梗阻患者因梗阻存在，临床不能行内镜检查，常不能明确梗阻原因，而行 CT 检查，能较明确地诊断结肠癌。

第四章　泌尿系统疾病的 CT 诊断

第一节　泌尿系统的 CT 检查

一、泌尿系统的 CT 检查适应证

肾及肾区肿块的定位及定性诊断，例如肾及肾上腺的囊肿、肿瘤、炎性包块等。

静脉肾盂造影（IVP）、逆行尿路造影或超声检查后仍不能明确性质的尿路梗阻性病变，可进一步做 CT 检查，以明确性质，CT 检查也可作为泌尿系统肿瘤的鉴别诊断及恶性肿瘤的分期诊断方法。

泌尿系统的创伤包括钝伤、穿刺伤，例如肾包膜下血肿、肾周血肿等，CT 检查结果可以作为诊断依据。

对不能解释的血尿可做 CT 检查，以期明确血尿的病因。

二、泌尿系统 CT 检查方法及步骤

（一）胃肠道准备

CT 尿路造影（CTU）检查不需要特殊准备，但应避免应用肠道内阳性对比剂。因为高密度对比剂会干扰对泌尿系统的观察，会影响随后的 3D 重建图像的评价效果，所以检查前应口服纯水。检查前饮水可避免脱水，同时有利尿作用及作为胃肠道阴性对比剂的作用。在 CTU 检查前 20 ~ 60 分钟通常要求患者口服 1 000 mL 纯水。

另外，也可在检查前饮用 500 mL 全脂牛奶作为胃肠道阴性对比剂，因为牛奶中含有的脂质可部分抑制肠蠕动，并可给空腹患者提供热量。与除水之外的其他胃肠道对比剂（如 0.1% 硫酸钡混悬液）比较，应用全脂牛奶的患者所需费用相对更低，但有一部分人不能耐受乳糖，从而限制了牛奶的应用。

（二）扩张泌尿系统的措施

1. 应用压迫器

在上腹部应用压迫器对输尿管中段进行压迫，人为地阻断输尿管内尿液的排泄，使压迫点以上的集合系统被动扩张，当快速解除压迫时，压迫点上部积存的尿液又可快速进入中下段输尿管，扩张局部管腔。部分报道认为，与 IVP 比较，应用该方法可得到类似的较好的显影效果。也有报道认为应用压迫器后，并不能有效扩张集合系统，其所得到的显影效果与采用较长的延时时间（如 450 秒后）进行扫描得到的图像效果相同，而且对腹主动脉瘤、近期腹部术后或肥胖的患者，该方法并不适用，还可能产生较严重的并发症。

2. 静脉注射生理盐水

在注射对比剂前，经静脉快速注入生理盐水约 250 mL，以此来增加有效血容量，从而起到利尿的作用。

3. 注射低剂量呋塞米

注射低剂量呋塞米（0.1 mg/kg，最大用量 10 mg）后可增加单位时间内排泄的尿量，从而扩张集合系统，增加对比剂排泄，同时使集合系统内的对比剂更加均匀。注射低剂量呋塞米后，延时时间也可相应缩短，并可取得较好的显影效果，但低剂量呋塞米禁用于有过敏史的患者，同时在注射前，一定要充分水化，以尽量降低低血压或对比剂肾病的发生率。

（三）患者体位

仰卧位为 CTU 检查时患者的标准体位，在鉴别膀胱输尿管结合部结石与膀胱结石时，可加扫俯卧位平扫 CT。需要说明的是，俯卧位与仰卧位 CTU 检查对于输尿管管腔显示效果无明显差别，让患者在检查过程中翻身比较危险，如无特殊情况，无须增加不必要的扫描。

（四）经静脉注射对比剂

常用的对比剂浓度为 300 ~ 370 mg/mL。多数医院仍用固定的注射速率（2 ~ 3 mL/s）给成人注射标准剂量的对比剂，但理论上注射对比剂的剂量应根据对比剂浓度、患者的体重来决定，注射速率也应根据患者的体重来决定（如每千克体重 0.04 mL/s），以保证在多排 CT（MDXT）尿路造影中有一个恒定的对比剂注射速率及注射剂量。

经静脉注射对比剂与 CTU 扫描方案关系密切。现在主要有两种注射方法：①单次团注法，即一次团注全部对比剂，随后进行 3 ~ 4 期 CT 扫描，包括皮质期、实质期及分泌期扫描。②分次团注法，即分 2 次分别注射不同剂量的对比剂，然后扫描获得一个复合的实质期 – 分泌期 CT 图像。

单次团注法应用 100 ~ 150 mL 非离子含碘对比剂（300 ~ 370 mg/mL）以 2 ~ 3 mL/s 的速率经静脉注入体内。各期扫描的开始时间分别为：皮质期为注射对比剂后 25 ~ 35 秒；实质期为注射对比剂后 90 ~ 110 秒；分泌期为注射对比剂后 240 ~ 480 秒。

因为只用 50 mL 对比剂就可完成分泌期 CT 尿路成像，所以可改变对比剂的注射量及注射速率以配合新的 CT 扫描方案，即应用两次团注法。针对两次团注法有不同的扫描方法：①首先以 2 mL/s 的速率注射 30 ~ 50 mL 对比剂，2 ~ 15 分钟再以 2.0 ~ 2.5 mL/s 的速率注射 80 ~ 100 mL。②先以 2 ~ 3 mL/s 的速率注射 75 ~ 100 mL 对比剂，3 ~ 10 分钟再以 2 ~ 3 mL/s 的速率注射 45 ~ 50 mL。但上述各种团注序列、对比剂注射量及注射速率对于显示泌尿系统的显示效果还没有得到证实。

也有人提出一种一次扫描可同时对肾动、静脉，肾脏及上尿路进行检查的方法。该检查需分 3 次注射对比剂，首先以 2 mL/s 的速率团注 30 mL 对比剂以获得分泌期图像，7 分钟后以 1.5 mL/s 的速率团注 50 mL 对比剂显示肾实质及静脉，20 秒后以 3 mL/s 的速率团注 65 mL 对比剂以获得动脉信息。大约在第一次注射对比剂后 510 秒扫描，以获得皮质期 – 实质期 – 分泌期图像。这一方法也称为"三次团注一次扫描 CTU"。

两次团注法和后来出现的"三次团注一次扫描 CTU"都可在获得比较满意的 CT 图像的

同时，大大减少患者接受的辐射剂量，但同时获得皮质期－实质期－分泌期图像，会造成肾盂、输尿管及膀胱黏膜显示不佳。

（五）CTU 扫描时相的选择

CTU 扫描时相的数量多为 2～4 个。最常见的单次团注对比剂 CTU 的时相为：①腹部及盆腔平扫 CT。②肾实质期。③分泌期。现有文献中只有很少的研究人员扫描了皮质期，多数研究并不认为皮质期扫描图像有助于泌尿系统疾病的诊断与鉴别诊断。肾实质期扫描图像有利于评价肿瘤分期或观察周围情况，皮质期扫描图像对肾细胞癌的诊断及鉴别具有一定意义。

因为 CTU 的辐射剂量较高，应在保证扫描质量的同时尽量将扫描时相控制在最少。这也是分次对比剂注射法越来越被人所接受的原因。

对于可疑患有良性病变（尿路解剖变异、输尿管假性憩室、医源性尿路创伤）的患者，可只扫描分泌期 CTU；可疑更复杂的泌尿系良性病变及有症状的慢性尿路结石（复杂感染等），在分泌期外，可增加平扫 CT；无尿路梗阻的慢性尿路结石可应用呋塞米辅助 CTU 检查。评价结石梗阻导致的积水时，可取消平扫 CT，因为在应用呋塞米时，大量的尿液冲淡了尿路内的对比剂，使得高密度的结石能够清晰显示。对于小的非梗阻型结石，应采用局限于肾脏的平扫 CT。

三、泌尿系统正常影像解剖

（一）肾脏

平扫轴位肾脏位于脊柱两侧。在肾周低密度脂肪组织对比下，肾脏表现为圆形或椭圆形软组织密度结构，边缘光滑，实质密度均一，不能分辨皮髓质。在肾的中部层面肾门内凹，中心为脂肪密度的肾窦，向内前侧的开口为肾门。肾动静脉呈软组织密度带，自肾门分别向腹主动脉和下腔静脉走行，其中肾动脉位置偏后。肾窦内肾盂多不能分辨，较宽时呈水样密度。于肾周脂肪的外侧可见肾筋膜，即 Gerota 筋膜，表现为纤细的致密线。

增强扫描皮质期，肾血管和肾皮质明显强化，强化的肾皮质还向肾实质内折叠，形成肾柱，此时髓质密度相对较低，因此皮、髓质分界清晰；实质期，髓质强化程度与皮质接近或略高于皮质，皮、髓质分界不清；分泌期或肾盂期，肾实质强化程度下降，而肾盏、肾盂内对比剂充盈呈极高密度。

（二）输尿管

平扫自肾盂向下连续层面追踪，多能识别正常输尿管上、中段部分，呈点状软组织密度，而盆段输尿管难以识别；注射对比剂后在分泌期扫描，输尿管内对比剂充盈，在横断面上呈高密度点，其位于双侧腰大肌的内前方，以下各层面逐渐向外后斜行，至坐骨棘水平转向内侧，然后呈弧形进入膀胱。

（三）膀胱

平扫膀胱的大小、形态与其充盈程度相关，充盈较好时呈圆形、椭圆形或类方形。膀胱壁在周围低密度脂肪组织及腔内尿液对比下，显示为厚度一致的薄壁软组织结构。

增强检查时，膀胱强化表现依检查时间而异。注入对比剂后的早期，显示膀胱壁强化；延迟扫描，可见含对比剂的尿液自输尿管膀胱入口处喷入；待30～60分钟再检查，膀胱腔呈均匀高密度，若对比剂和尿液混合不均，可出现液-液平面。

第二节 泌尿系统先天发育异常的CT诊断

泌尿系统先天畸形比较常见，且类型繁多，可发生于胚胎的任何阶段，同泌尿系统胚胎发育过程复杂有关，表现呈多种多样。在全身各种畸形中约有1/3的病例伴有泌尿系统的畸形（包括肾脏、肾盂、输尿管、膀胱及尿道的异常），畸形种类涉及数目、大小、形态、位置、结构等诸多方面。

一、上、下泌尿道的胚胎发育

（一）上泌尿道的胚胎发育

肾脏的胚胎发育可分为3个独立的阶段，即从胚体颈部至盆部相继出现前肾、中肾和后肾。

前肾出现在胚胎第3周末，因其位置相对在胚体头侧而得名。在生肾节内，从头至尾先后出现7～10条横行的细胞索或小管，称为前肾小管，其内侧开口于胚内体腔，外侧与头尾走行的前肾管相通。于胚胎的第4周末，前肾小管相继退化，而前肾管大部分保留，向尾部延伸为中肾管。

前肾退化时，中肾在生肾索内开始发生。中肾由许多中肾小管组成，它们起初为泡样结构，后演变为横行的"S"形小管。中肾小管内侧膨大并凹陷为双层囊，包绕来自背主动脉的毛细血管形成原始肾小球，外侧与向尾段走行的前肾管相通，在此处前肾管改称为中肾管，也称为Wolffian管，中肾管继续延伸终止于泄殖腔。中肾在后肾出现之前可能行使短暂的功能活动。至胚胎第2个月末，除中肾管和尾端的少数中肾小管被保留外，中肾大部分退化。在男性的身体里，中肾管是输精管、精囊腺和射精管的前体。在女性的身体里，残余的中肾管属于退化器官。

后肾为永久肾，形成于胚胎第5周末。在第28体节水平（未来第1骶椎部位）、中肾管末段近泄殖腔处向背侧头端发出一盲管，称为输尿管芽。输尿管芽长入中肾嵴尾端，在其诱导下，中肾嵴向其聚集包围，这些周围的组织被称为后肾芽基。胚胎第7周，在输尿管芽的作用下，后肾芽基发育为肾单位。输尿管芽在中肾嵴内继续向头端延伸，反复分支形成输尿管、肾盂、肾盏和集合管。集合小管的末端呈"T"形分支，分支（将演化为弓形集合小管）的弓形盲端被局部后肾芽基覆盖。集合小管演化为"S"形小管，一端膨大凹陷成双层肾小囊，包绕毛细血管球形成肾小球；其余部分弯曲延长形成肾小管，并演化成近端小管、细段和远端小管，末端与弓形集合小管相通。随着集合小管末端不断向浅部生长并发出"T"形分支，在后肾芽基浅层形成浅表肾单位，后肾芽基的外周部分形成肾被膜。在胚胎发育的第4～8周，胚肾从盆腔开始逐渐向胚体头侧移动，最终达到第2腰椎水平。在整个移动的过程中，两侧肾脏在其长轴上分别向内侧旋转90°，使两侧肾盂相对。胚胎发育第3个月时，后肾开始产生尿液，成为羊水的来源之一。

（二）下泌尿道的胚胎发育

下泌尿道的胚胎发育通常认为可分为 4 个阶段：①泄殖腔的形成。②泄殖腔被分隔为背侧和腹侧两个部分。③膀胱、尿囊和尿生殖窦的形成。④腹侧膀胱和膀胱尿道部的形成及尿生殖窦的分化。

泄殖腔是指原始消化管尾段（后肠）的膨大部分，其腹侧与尿囊相连，腹侧尾端以泄殖腔膜封闭。在胚胎发育第 6 ~ 7 周时，尿囊与后肠之间的间质增生，形成尿直肠隔，它向尾段生长，最后与泄殖腔膜融合。尿直肠隔将泄殖腔分隔为背侧的原始直肠和腹侧的尿生殖窦两个部分，泄殖腔膜同时被分割成背侧的肛膜和腹侧的尿生殖窦膜。尿生殖窦可分为 3 段。上段较大，发育为膀胱，它的顶端与尿囊相接，在胎儿出生前从脐到膀胱顶的尿囊退化成纤维索，称为脐正中韧带。中段狭窄，保持管样，于男性形成尿道前列腺部和膜部，于女性形成尿道。下段于男性形成尿道海绵体部，于女性则扩大为阴道前庭。

二、肾先天发育异常的 CT 诊断

（一）先天性孤立肾

本病是指在胚胎发育过程中，一侧生肾组织及输尿管芽因某种原因导致生长紊乱，而使该侧肾及输尿管未能发育。70%先天性孤立肾可并有其他泌尿、生殖系统畸形，如异位肾，肾旋转不良，尿道下裂，隐睾症，同侧肾上腺、精索、睾丸、输尿管、卵巢缺如，肛门闭锁和脊柱畸形等，其中以肾盂输尿管连接部狭窄最为多见。

先天性孤立肾一般无任何临床表现，可终身不被发现，临床上皆因出现并发症或合并泌尿系统其他畸形而就诊。前者多表现为反复尿路感染或肾结石的症状，后者以肾积水为多。

CT 表现：缺如侧肾窝内无肾影显示，相应部位被脂肪、肠管等组织所占据，其他部位也见不到肾脏，同侧输尿管常缺失，仅少数患者有远端输尿管存在，对侧肾代偿性增大。

（二）重复肾

重复肾是一种常见的肾脏发育畸形，并非真正的肾数量异常，而是一种肾脏结构上的畸形改变，即一侧肾脏上下重叠的畸形，肾脏融合为一体，仍是一个肾脏，但集合系统即肾盂、输尿管分成两组。本病具有遗传性，系胚胎期 2 个输尿管芽进入一个后肾芽基所引起。其发病率为 0.4% ~ 7.0%，女性多见，男女之比约为 1：2，可单侧或双侧发病，单侧畸形发病率比双侧多 6 倍。重复肾及重复输尿管多同时存在，重复输尿管可为完全型、不完全型，可开口于膀胱内，也可异位开口于尿道及前庭或阴道。重复肾畸形常无任何症状，多为偶然发现，患者多数因泌尿系统继发疾病就诊。

重复肾常结合为一体，较正常肾脏大，两肾常上下排列，称为上、下半肾，少有左右或前后排列者，也少有完全分开者，上、下两肾时，也常表现为上半肾较小，仅有一个肾盏，而下半肾较大，常具有两个肾盏，即下半肾脏更接近正常肾脏。

CT 表现：CT 扫描可见患侧肾较长，有两个肾盂，以增强扫描显示为佳，往往上部肾盂小，发育不良，而下部肾盂形态多近似正常，沿着双肾盂向下观察可见有一条或两条输尿管与之相连。两条输尿管可各自开口于膀胱，也可是互相汇合成"Y"字形再进入膀胱。

CT 轴位图像不够直观，无并发症时容易漏诊，其优越性在于可直接显示重复肾合并的肾积水等并发症，积水多发生在重复肾的上半肾，向下还可找到与之相连的重复输尿管。多排 CT 冠状面 MPR 则可清晰显示解剖异常。增强 CT 扫描加上 CTU 对重复肾的显示更佳。

（三）额外肾

额外肾系独立存在的第 3 个肾脏，又称为附加肾，极为罕见。额外肾有自己的血液供应、独立的尿液收集系统和肾被膜，它与同侧正常肾完全分开或由疏松结缔组织相连，其成因与重复肾类似。额外肾常较正常肾小，可位于正常肾的头或尾侧。约 50% 的病例其输尿管可与正常肾的输尿管汇合成一主干，另外 50% 的病例则有完整的输尿管，较少情况下额外肾的完整输尿管可异位开口到阴道或尿道。额外肾的血供供应变异较大，主要因额外肾位置而异。额外肾合并感染、积水、下垂和结石的机会较正常肾为高，临床上常以发热、疼痛、尿路感染、腹部肿块和尿失禁等就诊。

CT 表现：显示一侧有两个分离的肾脏及输尿管，对侧同时也有肾脏存在。额外肾较正常肾脏小，如合并肾积水、结石等可一并显示。腹主动脉 CTA 可见额外肾来自腹主动脉的供血。

IVP、B 超及 MRI 对额外肾也可作出明确诊断。

（四）肾发育不全

肾发育不全的发病率约为 1/560。一般为单侧性，女性多于男性，肾体积小，可小于正常肾的 50%，甚至为蚕豆大小，对侧肾代偿性增大，发育不全的肾脏可位于正常肾窝或盆腔内。发病原因和胚胎期血液供应障碍及肾芽基发育不良有关。本病可没有症状，也可因为合并肾血管畸形和输尿管发育不良及开口异位导致肾性高血压、尿失禁和泌尿系统感染。

CT 表现：CT 可见肾实质和肾窦普遍缩小，边缘光滑或形态不规则，增强扫描示肾皮质变薄，肾盂、肾血管、输尿管细小。但有时肾脏过小，长度仅为 1 ~ 2 cm，特别是肾脏异位时，CT 可能显示困难。

（五）融合肾

融合肾是指肾脏发育异常使两个肾脏相互融合，连成一体的肾脏发育畸形，是一种胚胎早期的肾脏发育畸形。因连接的形式不同，形态也不同。

1. 马蹄肾

马蹄肾是融合肾中最常见的一种，它是两肾下极或上极在身体中线部融合所形成的一种先天性肾形态异常。融合部称为峡部，常位于腹主动脉和下腔静脉之间，其内由肾实质及结缔组织构成，95% 的病例融合发生在两肾下极。发生率为 1/（350 ~ 800），男女之比为（2 ~ 4）：1，任何年龄都可发生。有人认为是在胚胎早期（第 4 ~ 7 周），由原始肾组织块的分裂停顿、发育异常所致；也有人认为其发生是由于胚胎早期两肾的芽基在两脐动脉之间被挤压而融合的结果。肾脏的融合总发生在旋转之前，因肾融合限制了肾旋转，肾脏和输尿管常朝向前方，由于引流不畅，易合并结石、积水和感染，发生率分别为 8.5% ~ 31.0%、25% ~ 45% 及 41%。1/3 的病例还可并发泌尿系统和身体其他部位的先天性异常；可因输尿管神经丛受压而出现脐周痛或胃肠不适，也可因下腹肿块就诊。如有合并症则表现为相应的临床症状。

CT 表现：CT 可直接显示两肾下级融合的峡部，其横过主动脉前方，马蹄肾的位置一般较低，两肾上级间距无明显变化，层面越向下，越向中线靠拢，下级相互融合，由于肾旋转不良，肾盏位于肾前方，输尿管越过峡部两侧前方下行。CT 还能显示马蹄肾合并的结石，以及判断合并肾积水的程度和皮质厚度。增强扫描 MPR 显示马蹄肾形态和结构更为清晰，并可显示其血供来源。

2. 其他融合肾

有盘状肾、乙状肾、团块肾等，均很少见。盘状肾是指两肾上下极均融合在一起；乙状肾是指一侧肾上极与对侧肾下极融合；团块肾也称为饼形肾，属对侧融合型中的一种，系两肾在骨盆内近中线处的广泛性融合，呈不规则分叶块状，通常上升仅达骶骨岬水平，大部分仍停留在盆腔内，两肾盂位于前方，两输尿管不交叉。

CT 表现：通过 CT 平扫和增强扫描一般可确定上述融合肾的存在，并可发现积水、结石等并发症。由于 CT 是断面影像，图像不直观，因此，有时用 CT 确定融合肾的类型可能会受到限制。增强三维 CT 成像可弥补这一不足。

（六）肾形态异常

肾的形态可有多种变异，如肾外形局限性突出、表面分叶、肾柱肥大等。

1. 肾外形局限性突出

多见于左肾，外缘呈驼峰状突出，系正常变异，不要误诊为肾占位性病变。

CT 表现：CT 图像上表现为肾外缘局限性突出，平扫、增强扫描可见隆起部密度及强化程度始终同正常肾实质一致。

2. 表面分叶

4 岁以下幼儿由于在胚胎发育过程中肾组织内层的肾实质包绕集合系统，因此肾呈分叶状，为分叶状肾。有时可持续到成年期，无病理意义。

CT 表现：CT 图像上示肾的大小正常，肾外缘皮质因有向内凹入的小沟而呈多弧分叶状，肾实质密度均匀，增强扫描见肾盂、肾盏正常，肾实质正常。

3. 肾柱肥大

肾皮质伸入肾椎体之间的部分称为肾柱，从胚胎学来看，肾柱肥大为肾叶组织在融合过程中变异所致，无病理意义。

CT 表现：CT 表现为单侧或双侧肾窦内呈锥状等密度块影，底部与肾实质相延续，平扫及增强扫描均与肾皮质等密度，肾皮质与肾髓质界线清晰。IVP 时可将肾盏推开，易误诊为占位性病变。

除上述肾形态异常外，还有肾皮质局限增厚，但由于增强扫描不同时期影像可明确区分肾皮质、肾柱、肾锥体、肾乳头等结构，因此通过增强扫描容易区别肾外形异常是正常变异还是病变所致。

（七）肾旋转不良

在胚胎期肾脏从盆腔逐渐上升的同时发生旋转，以致肾盂及肾门朝向前内方，其肾盏应逐渐转到外侧，肾盂逐渐朝向中线，当这种方位发生异常时，称为肾旋转不良。本病可分为单侧或双侧，当其是由肾围绕长轴旋转障碍所致时，肾盂、肾门朝向前外侧，甚至面向背侧；本病也可由肾围绕前后轴、横轴旋转障碍所致。肾旋转异常一般无症状，如合并肾积水、感染、结石，可出现相应的临床表现。

CT 表现：可清晰显示肾盂方向异常，并可一并显示合并的结石、积水等，也可与继发性肾旋转不良相鉴别。

IVP 可见肾盂影变细窄、重叠，易疑为梗阻及形态异常。如为双侧肾旋转不良，则 IVP 对其与马蹄肾的鉴别有困难。B 超、MRI 也易确诊本病。

（八）异位肾

肾应位于腹膜后第 1 ~ 2 腰椎平面，如不在正常位置即称为异位肾，异位肾可是先天性与获得性的（如肾下垂）。如一侧肾区找不到肾脏，对侧肾大小正常，应考虑肾异位的存在，此时应在下腹部、盆腔和对侧肾下方及同侧横膈附近寻找异位肾。

1. 盆腔肾

胚胎发育过程中，肾脏由原来的第 2 ~ 3 骶椎平面逐渐上升到正常的腰椎水平，如胚胎期血管的遗留或血供障碍，阻碍了肾脏按正常途径上升，则会出现盆腔肾等低位肾。尸检中盆腔肾的发现率为 1/3 000 ~ 1/2 000，孤立盆腔肾为 1/22 000。本病男女发病率无显著差异，左侧多于右侧。患者多无临床症状，常因包块或合并泌尿系统感染、结石、积液等就诊，也可因异位肾本身压迫神经、血管、膀胱或肠道而产生相应症状，甚至有将异位肾误诊为急性阑尾炎而行手术的报道，也有因误诊为腹部包块而行肿块切除的经验教训。对侧肾多正常，但也有合并对侧肾先天性畸形者，有一部分患者合并有生殖器畸形，还可有骨和心脏畸形。

CT 表现：一侧肾窝无肾影显示，如盆腔和肾功能正常，对侧肾无代偿性增大。于盆腔内可见到异位的肾脏，异位盆腔肾较正常肾小，可呈三角形、盘形、圆形或椭圆形，肾盂、肾盏可见，肾轴常有不同程度的旋转异常，肾门可位于各个方向，以朝前为多见，输尿管多过短或弯曲。增强扫描可见正常的肾皮质、髓质，延迟扫描示肾盂、肾盏及输尿管内有对比剂排出。如盆腔肾合并有结石、积水、肿瘤发生也可由 CT 诊断，如采用直接冠状面 CT 扫描可明显减少 CT 扫描层数，使患者在减少 X 线辐射剂量上和经济上均受益。

盆腔肾主要需与腹部包块相鉴别，因为盆腔肾仍具有一般肾结构的特点，所以利用增强扫描进行诊断和鉴别诊断比较容易。

2. 横过肾异位

横过肾异位是指一侧肾脏由原来的一侧跨越中线，移位到对侧，而其输尿管仍位于原侧。其类型包括：①横过肾异位伴融合。②横过肾异位不伴融合。③孤立横过性肾异位。④双侧横过肾异位。90% 的横过肾异位伴融合，其中孤立横过性肾异位中出现于右侧者为左侧者的3 倍。本病可能由肾及输尿管发生发育过程中的紊乱或由血管的障碍和周围环境的改变造成，可合并肾输尿管交界处狭窄、感染及结石。临床上可无症状，有的因腹部包块就诊，有症状者为 40% ~ 50%，主要表现为腹痛、血尿、尿路感染等症状。

CT 表现：一侧肾窝无肾影，对侧有两个肾脏，冠状面扫描可更好地了解两肾是否有融合现象。增强扫描并三维重建可更好地显示横过肾异位。

另外 IVP、B 超、MRI 也可诊断该病。

（九）先天性肾囊肿性疾病

先天性肾囊肿性疾病是一组不同来源的疾病，其病因不同，形态学及临床表现也不同，但其具有共同的特点，即肾脏出现覆有上皮细胞的囊肿。许多先天性肾囊肿性疾病与遗传和先天因素有关，如多囊肾、髓质海绵肾、多房性肾囊性变和肾多房性囊肿等。

1. 多囊肾

多囊肾有婴儿型和成人型之分。婴儿型多囊肾属常染色体隐性遗传性疾病，是集合管的发育异常，呈弥漫性扩张，常伴有肝脏纤维化，大约 10 000 个新生儿中有 1 例此病，男女之比约为 2 : 1。病理上双肾呈弥漫性肿大，外形不光滑，内部充满数毫米大小的囊肿，囊肿之间肾实质退化，以致无法分辨肾皮质和髓质。切面呈蜂窝状，囊内含水样黄色或棕色液体，囊与囊及囊与肾盂、肾盏之间不相通。远端肾小管和集合管呈梭形束状扩张，放射状排列。本病主要发生在婴儿，尽管少数患儿可存活到儿童期，甚至青年时期，但一般存活时间不长，因此我们主要讨论成人型多囊肾。

成人型多囊肾属常染色体显性遗传性疾病，人群发生率为 0.1% ~ 2.0%，一般为两侧发病。成人型多囊肾是多系统疾病，30% ~ 40% 患者伴有多囊肝，10% 伴有胰腺囊肿，5% 伴有脾囊肿，38% 并发结肠憩室。其特征性表现是双肾弥漫性分布大小不等的囊肿，并随年龄增长而进行性增大，使功能性肾单位日益减少，40 岁以后常有进行性高血压及肾衰竭。

CT 表现：双肾皮质及髓质内多发大小不等的圆形、类圆形低密度区，呈蜂窝状，囊内 CT 值可与水相似或为高 CT 值，后者可因囊内出血，内含高密度黏液、蛋白，囊内感染或部分容积效应所致。早期肾脏大小及外形可正常，后期随囊肿大小、数目的增加，肾体积增大，呈分叶状，双肾可不对称。增强扫描囊肿间肾组织依据肾功能情况可有不同程度的强化，囊肿本身无强化，囊肿向内凸入肾窦压迫肾盂、肾盏，使之变形，并可发现合并的肾结石及肝、脾、胰囊肿。

IVP 可提示双肾功能不全，逆行肾盂造影可见肾盏受压、变形、缩短、分离及聚拢等改变，肾盂拉长、弯曲后可呈蜘蛛腿状。B 超显示两肾区有多数的液化暗区，边界清晰，肾实质回声增强。

鉴别诊断如下：①肾多发囊肿。囊肿数目比多囊肾少，病灶可计数，肾脏增大不明显，正常肾实质大部分保留，无家族遗传倾向，患者也没有进行性高血压和肾衰竭倾向。②由重度肾积水或结核等原因所致的不平衡性重度肾积水也可类似多囊肾，由于肾小盏的囊袋状扩张，肾皮质和肾柱的萎缩变薄，肾断面可类似多囊样改变。此时多为一个肾发病，而且肾皮质明显萎缩变薄，囊状扩张的肾小盏分布也有一定规律，呈花瓣状，且密度均匀一致，一般呈水样，而多囊肾囊肿大小不一，分布无规律性，囊内密度由于出血等原因常有高低之分，因此区分并不困难。

2. 髓质海绵肾

髓质海绵肾属于先天性肾发育异常，是一种常染色体隐性遗传性疾病，也有显性遗传及散发的病例。病理上髓质海绵肾多累及双肾，也可累及一侧肾脏或部分肾乳头，肾影可增大。大小正常或略大，肾乳头末梢集合管呈梭形或囊状扩张，病变仅限于肾髓质锥体部顶端，位于肾小盏周围，形成多数大小不一的小囊，小的仅见于镜下，最大者直径可达 1 cm，使患肾呈海绵样改变。另外，由于集合管扩张迂曲，尿流不畅，加之该部位尿中成石成分含量高，因此很容易继发感染和结石。集合管内形成结石时称为髓质海绵肾肾结石，占髓质海绵肾的 40% ~ 60%，这种结石对诊断本病有利，有些病例凭此被偶尔发现。

本病多见于男性，2/3 以上病例发生在 40 ~ 60 岁，双侧患病者在 80% 以上。如患者病变局限、轻微或无并发症，可无任何自觉症状，症状的出现是因为扩张的小囊中尿液潴留继发感染、出血或结石引起。常见的临床表现有反复发作的肉眼或镜下血尿、尿路感染症状、腰痛、肾绞痛，可有排石史，多数患者肾功能正常，有的肾浓缩功能及肾小管酸化功能有轻度损害，可有不完全性肾小管酸中毒表现。

CT 表现：能发现亚临床无尿路症状的患者，平扫两肾正常或髓质钙质沉着，典型者呈花束状排列。增强扫描可见钙化周围扩张的收集管内对比剂聚集，造成钙化影增大的假象，从乳头伸向髓质的低密度囊状影代表未显影的扩张肾小管，而增强的条影则代表对比剂在扩张肾小管内的聚集，CT 还可显示乳头钙化及脓肿等并发症。

X 线平片可见肾影增大或正常，可见钙化及结石影位于肾小盏锥体部分，呈簇状、放射状，为沙粒至 1 cm 大小，个别结石可破入肾盂肾盏内。IVP 可显示对比剂在肾锥体扩张的小管内形成扇形、花束样、葡萄串状和镶嵌状阴影，肾小盏可增宽，杯口可扩大突出，囊间互不相通。结石密度不均匀，边缘不整齐，环绕于肾盂肾盏周围的多数囊腔似菜花状。大剂量 IVP 更能清晰显示上述特点。逆行肾盂造影意义不大。B 超对本病的诊断也有一定价值，特征性的 B 超表现是围绕肾髓质呈放射状分布的小无回声区和强回声光点，后方伴有声影。

（十）肾盏憩室

肾盏憩室是肾实质内覆盖移行上皮细胞的囊腔，经狭窄的通道与肾盂或肾盏相通，该病为多发性，可位于肾的任何部位，但多见于肾上盏，一般小于 2 cm。本病可因肾盏颈部狭窄或颈部肌肉功能紊乱产生痉挛、缺血纤维化导致继发性狭窄梗阻引起。IVP 示该病发生率约为 4.5/1 000，儿童和成年人的发病率及性别无显著差异。

本病没有临床症状，有的因尿液滞留、憩室膨胀患侧有腰部酸痛，如继发结石和感染可有肾绞痛、血尿、尿频、尿痛等症状。由于憩室囊壁有分泌功能，因此造影片上大多数能显影。若憩室较大，其内有尿液滞留，憩室可显影浅淡，随着时间的延长，其内密度会逐渐增加，且排空延迟。

CT 表现：CT 平扫表现为肾实质内囊状低密度区，CT 值与尿液相当，多呈圆形、椭圆形。增强扫描可见肾盏憩室密度增高。CT 扫描也可发现肾盏憩室合并的结石。

三、输尿管先天发育异常的 CT 诊断

输尿管先天发育异常是泌尿系统少见的先天性畸形，以前诊断主要依靠 IVP。由于输尿管疾病多伴有肾和输尿管积水及肾功能异常，因此 IVP 的应用受到限制。随着 B 超、CT 和 MRI 的普及，后两者用于诊断输尿管先天发育异常越来越普遍，特别是 CTU 的应用优势更加明显，并可鉴别因肿瘤、淋巴结增大等引起的继发性输尿管异常。输尿管发育异常多不是孤立的，其常合并有其他泌尿系统的发育异常，如输尿管囊肿和异位开口虽为输尿管本身的畸形，但多是重复肾的一部分，因此在诊断输尿管先天发育异常时应注意全面考虑及观察。

（一）先天性肾盂输尿管连接部狭窄

先天性肾盂输尿管连接部狭窄，大多位于肾盂输尿管连接处，是造成小儿、青少年肾积水最常见的原因，多见于男性，以左侧发病为多。梗阻原因可能系先天性缺陷造成连接部结构异常或因为迷走血管、纤维索条引起肾盂输尿管的压迫扭曲所致。

临床上常无明显症状，多数因体检或发现腹部包块就诊或因肾盂输尿管积水继发感染、结石引起腹痛或血尿等引起，血尿常在轻度肾外伤后出现，还可出现高血压，可能是肾内血管受压导致肾素分泌增多所致。

CT 表现：可发现肾积水及梗阻平面位于肾盂输尿管连接部，此时若无结石及肿瘤存在，应考虑本病的可能，CT 同时可对肾积水程度作出判断。

在肾功能损害不严重的病例中，大剂量延迟 IVP 有助于显示输尿管病变部位、形态，常表现为肾盂肾盏扩张，对比剂突然中止于肾盂输尿管连接部，输尿管不显影。另外，B 超、MRI 检查也容易对本病作出诊断。

（二）双输尿管畸形

双输尿管畸形又称输尿管重复畸形，是输尿管先天发育异常中最常见的，多引流于重复肾盂，男女之比为 1：1.6。以单侧发病为多，为双侧的 6 倍。此畸形是在胚胎期由于后肾发育异常，同时输尿管芽有异常分叉，分别进入后肾芽基所致，分为完全型、不完全型两种。不完全型双输尿管畸形又称为"Y"形双输尿管畸形，完全型双输尿管畸形则有高位、低位两支，高位系引流上肾盂者，该输尿管下端开口多偏于膀胱内下部、尿道或其他部位，如为女性，开口可位于子宫或阴道；而低位即引流下半肾之输尿管，其末端开口位置正常，这也表明与上半肾相连的输尿管要比与下半肾相连的输尿管走行更长的距离。

双输尿管畸形可不引起功能紊乱，通常情况下被偶然发现，也可并发肾积水、肾发育异常、输尿管口异位、输尿管膨出和输尿管逆流等，并且发生率较高，尤其是高位输尿管，此时会出现相应的症状或表现为感染、结石等合并症症状。

CT 表现：无并发症存在时，CT 平扫易漏诊，增强扫描后可见单侧或双侧腰大肌前外方有 1 个或 2 个密度增高的圆形输尿管横断面影像，增强扫描及三维重建可很好地显示一侧肾有两套肾盂、输尿管系统，上位肾盂往往发育不良偏内，上位输尿管可出现异位开口，下位肾盂及输尿管更接近正常肾盂及输尿管，走行自然，开口于膀胱。

IVP 可显示重复输尿管的全貌，但上位肾功能不全时，上位输尿管显影差或不显影。

（三）输尿管开口异位

输尿管开口异位是指输尿管口不在正常的膀胱三角区两上侧角，而开口于其他部位，是胚胎第 4 周末输尿管芽长出时发育异常所致。男性异位可开口在尿道前列腺部、精囊腺、射精管等处，女性异位多开口在尿道、阴道前庭或阴道，偶有开口于子宫、直肠者。

输尿管开口异位的临床表现因男女性别及开口部位的不同而有所不同。如果输尿管异位开口部于膀胱三角区自膀胱颈水平，一般无临床症状。如位于膀胱颈远端，则因梗阻、反流而出现相应的临床表现。女性异位开口因常位于膀胱颈与括约肌远端，多有尿失禁，其余约1/3 的病例异位开口虽靠近近侧，少有尿失禁发生，但因要穿越一大段的膀胱颈肌层，因此易合并梗阻。男性患者因异位开口均在外括约肌上，一般没有尿失禁发生，可引起输尿管积水、扩张和肾积水，故临床主要表现为腰痛及尿路感染症状。

CT 表现：增强扫描对该病有诊断意义，除可发现输尿管异位开口于膀胱三角区外，还可追踪到输尿管不开口于膀胱，而是在膀胱后向下延伸，男性可延伸到前列腺，女性延伸到宫颈或阴道等处，可显示合并的肾及输尿管积水，同时对合并的其他泌尿系统畸形也显示良好。

由于输尿管异位开口往往狭窄，造成患侧肾及输尿管不同程度的扩张积水，导致排泄系统显影浅淡或不显影，因此常影响 IVP 的诊断效果。

近年来不少学者认为 B 超对本病的诊断优于其他影像学检查，可显示末端输尿管下行于膀胱外，未进入三角区，但也约有 1/4 的病例由于输尿管在盆腔内走行不清，B 超无法追踪而不能诊断。如果配合大剂量 IVP 及异位开口逆行造影，应有 80% 以上的病例可作出不同类型的诊断及定位。

（四）输尿管囊肿

输尿管囊肿也称为输尿管膨出，是指输尿管末端在膀胱黏膜下囊性扩张，并向膀胱内突出。其发生与胚胎发育期输尿管与尿生殖窦之间的隔膜未吸收消退形成输尿管口不同程度的狭窄有关，也可能是输尿管末端纤维结构薄弱或壁间段的形成过长、过弯等因素导致，经尿流冲击后形成囊性扩张，突入膀胱。囊肿的外层为膀胱黏膜，内层为输尿管黏膜，两者间为很薄的输尿管肌层。根据输尿管开口部位不同，输尿管囊肿有正位和异位之分，正位输尿管囊肿多发生于单一输尿管，囊肿常常较小，位于输尿管口或稍偏外，不阻塞膀胱颈部，故常无症状，不易被发现，常见于成人女性；异位输尿管囊肿开口于膀胱内或异位开口于膀胱颈或更远端，囊肿多较大，常见于女性婴幼儿，左侧多见，80% 发生在重复肾、上极肾的输尿管异位开口末端，常合并有上极肾的发育不良和积液。由于本病与胚胎发育异常有关，因此可伴有泌尿系统的其他畸形，特别是异位输尿管囊肿者伴发其他畸形的概率更大。

输尿管囊肿大小不一，直径可为 1 ~ 2 cm，也可几乎占据整个膀胱，多数为一侧，少数为双侧。本病早期无症状，如果有症状则为囊肿梗阻及其继发感染引起，女性患者的囊肿头还可随尿流脱出尿道外口，为淡红色囊性肿块，表面光滑。

CT 表现：平扫囊肿为类圆形或椭圆形低密度影，大小不一，但边缘光滑。位于膀胱轮廓线以内，常以左或右侧输尿管口为中心分布，囊内密度均匀，与膀胱内尿液等密度，囊壁厚度均匀一致，为环形。如患侧肾功能正常，增强扫描后可见囊内密度明显增高，在相当一段时间内，高于膀胱密度；如肾功异常则反之。另外，囊肿内并发结石或肾输尿管积水也可一并显示。总之，CT 对本病的诊断有重要价值，无论囊肿大小，均可确诊，并可对并发症作出诊断，是诊断输尿管囊肿理想的方法之一。

（五）下腔静脉后输尿管

下腔静脉后输尿管又称环绕腔静脉输尿管，一般认为是下腔静脉发育异常所致的一种畸形，而不是原发于输尿管的变异。发病率约 1/1 500，多见于右侧，也可发生于左侧及双侧，男性发病率为女性的 2.8 倍。一般认为发病原因为：在胚胎期有 3 对静脉（后主静脉、下主静脉及上主静脉）与下腔静脉的发生有关，3 对静脉的分支相互吻合形成静脉环。胚胎第 12 周时，后肾穿过此环上升到腰部，如果位于前面的后主静脉不萎缩，代替静脉环后侧静脉部分形成腔静脉，输尿管便位于腔静脉后方，形成下腔静脉后输尿管。本病输尿管的上段不在腔静脉的外侧，而是从下腔静脉的后面绕行，再回到原来的走行路线上，绕行部位多在第 3~4 腰椎水平。由于尿液通过此处多有障碍，因此上肾、输尿管常有扩张、积水。

临床上可无症状，其重要的病理改变是梗阻所致尿液引流不畅，此时表现为腰部酸痛，如并发感染、结石可出现相应的症状。

CT 表现：增强扫描可见右输尿管在下静脉后方、内侧绕行，其以上肾盂及输尿管有继发性扩张积水，但是如果下腔静脉后输尿管显影不佳，则定性诊断也可能发生困难。

IVP 对诊断本病有重要的价值，表现为上段输尿管突然向中线弯曲、移位，与第 3、4 腰椎重叠，然后又回到脊柱外侧下行，转折处以上输尿管、肾盂肾盏积水，共同形成典型的 "S" 形弯曲。但是 IVP 在肾盂、输尿管积水严重时，由于肾功能异常，常常不能很好地显示其特征性改变，而逆行肾盂造影在下腔静脉后输尿管狭窄严重时也不能显示狭窄段以上输尿管的典型表现，此时如行肾盂穿刺造影可取得满意效果。B 超检查对于本病的定性诊断有一定限制。

（六）先天性巨输尿管

先天性巨输尿管系先天性输尿管扩张，整个输尿管显著扩张、迂曲，直径可在 4 cm 以上，可粗似肠管，多为单侧发病，以左侧多见，女性患者多于男性。与继发性巨输尿管不同，本病没有输尿管及下尿路的器质性梗阻，无神经源性膀胱，也无膀胱输尿管反流。一般认为本病是由于输尿管远端肌层弛缓性异常所致。也有人认为是由于胚胎发育中输尿管肌层的增生或肌束与原纤维间的比例失调（环形肌增多、纵形肌缺乏），导致输尿管末端功能性梗阻，输尿管甚至肾盂出现继发性严重扩张、积水所致。有时可见膀胱输尿管交界处有一小段输尿管管径正常，此为本病的特征性改变。

临床上有儿童型及成人型之分，前者病情发展较快，并发症也多，输尿管扩张程度较重，肾功能受损明显，多表现为尿路感染症状，也可出现血尿、腹痛、腰痛、腹部肿块、生长发育迟缓等症状；后者病情轻且相对稳定，主要症状为腰痛。

CT 表现：CT 可显示肾积水和增粗扩张的输尿管，近膀胱的末端输尿管粗细正常。

IVP 检查与 CT 三维重建表现类似，也可显示扩张的输尿管仍存在蠕动，但排空延迟，无膀胱输尿管反流。超声可了解肾积水形态，逆行肾盂造影、肾盂穿刺造影对本病诊断也有重要意义，并可显示扩张的输尿管呈屈曲、盘旋状。做尿路磁共振水成像显示也较好，但本病有时与继发性巨输尿管鉴别困难，确诊需要结合临床及病理学检查。

四、膀胱先天发育异常的 CT 诊断

（一）重复膀胱

重复膀胱可分为完全性及不完全性，也可分为左右、前后和上下两个膀胱。完全性重复膀胱可见两个膀胱完全分开，同时有两个尿道，不完全性重复膀胱系膀胱内存在一个或几个不完全的分隔使膀胱分成两个或形成多房膀胱，仅有一尿道共同排尿。本病多合并有尿路畸形和下消化道重复畸形。重复膀胱发生原因不详，一般认为是由于中胚层和外胚层部分的生长速度不等或膀胱始基发育过程中黏膜皱襞过多融合所致，临床症状可有排尿困难、尿路感

染，也可无症状或表现为合并其他尿路畸形所引起的并发症症状。

CT 表现：CT 可显示重复膀胱及其分隔帮助确诊。

IVP、膀胱镜检查、B 超及 MRI 也可帮助诊断本病。

（二）真性膀胱憩室

真性膀胱憩室是指膀胱壁局部肌肉薄弱或缺失所致的局限性外形突出，好发于膀胱侧后壁。憩室借一小孔与膀胱相通，其常为圆形或卵圆形，大小不一，有的可容纳 2 000 mL 尿液。憩室壁包含肌层在内的膀胱壁全层组织。膀胱憩室较少见，男女之比为（5 ~ 13）：1，任何年龄均可发病，但多在 40 ~ 60 岁发病。膀胱憩室多为单发，占 75% ~ 85%，也可多发。成人可因为下尿路梗阻，造成膀胱内长期压力增高，使部分膀胱黏膜沿肌层壁裂隙突出形成多个继发性憩室。

真性膀胱憩室的憩室缘明显，呈圆形或椭圆形，其口小、底深，憩室壁缺乏肌纤维，憩室内可并发感染及结石，甚至肿瘤。

本病如无并发症，可无症状或表现为特征性的二段排尿，但并不常见。如有梗阻、感染、结石和肿瘤发生，则会出现相应的临床表现。

CT 表现：CT 能直接显示憩室的大小、部位、形态和憩室的开口，图像直观，为膀胱向外的囊性突起，其内呈水样密度，壁光滑，一般诊断容易。平扫鉴别困难时，可通过增强延迟扫描帮助确诊，因为憩室与膀胱相通，增强扫描后憩室内密度增加。但需要注意当憩室巨大，憩室开口又较小时，由于对比剂弥散不均，憩室与膀胱的密度可不同，一般膀胱的密度高于憩室，如果输尿管开口在憩室壁上，则憩室内的密度高于膀胱。另外，CT 扫描还可帮助了解憩室内有无结石、肿瘤等并发症及输尿管开口部位，以及输尿管有无受压、异位、扩张等征象。

膀胱镜检查可看到憩室开口，憩室内黑暗；IVP、膀胱造影和 B 超检查可显示憩室的大小、形态和位置，但 IVP 容易受到肾功能、摄像条件、时间、体位等因素的影响。

本病须与其他的盆腔囊性包块相鉴别，如卵巢囊肿、包裹性积液、精囊腺囊肿、重复膀胱等。膀胱慢性梗阻者可形成假性憩室，常多而小，憩室边界不清晰，呈半圆形和稍宽的裂隙状，憩室底浅，不同于真性膀胱憩室。

（三）脐尿管异常

脐尿管是胚胎期连接胎儿膀胱与脐的一个管道。在胚胎进化过程中，脐尿管会自行闭锁，成为脐正中韧带，位于脐正中皱襞内。脐尿管异常是临床较少见的先天性疾病，是由于胚胎期的尿囊管残余在发育过程中未能自行纤维化闭锁所引起的一类疾病。

脐尿管先天性异常可分为 4 种类型：①脐尿管完全未闭。膀胱通过开放的脐尿管与外界相通，又称为脐尿管瘘。②脐尿管窦道。仅脐端开放而膀胱端闭锁。③脐尿管憩室。脐端闭锁而膀胱端开放。④脐尿管囊肿。两端闭锁而中间膨大形成囊肿。下面主要介绍后两者。

1. 脐尿管憩室

脐尿管憩室可有下尿路梗阻的症状，也可于脐下正中深部触及肿物，但多无明显症状。如继发感染形成脓肿时，可出现红、肿、热、痛等表现。

CT 表现：脐尿管憩室平扫可见耻骨联合上方近中线处膀胱前上壁与脐之间的管状结构，

其内呈水样密度，边缘光滑，内部密度均匀。增强扫描示病灶无强化，病变下端与膀胱相通，增强扫描分泌期可见对比剂进入憩室内。

2. 脐尿管囊肿

系先天性尿囊管残留性疾病，本病少见，多见于男性。脐尿管为胚胎期尿囊管退化形成的一条索状物，连于膀胱与脐之间，在发育过程中管腔闭锁，退化成一条纤维索，若退化不全，两端闭锁，中间段管腔膨大、扩张，即形成脐尿管囊肿。囊肿位于脐下正中腹壁深处，介于腹横筋膜和腹膜之间，其内液体为囊壁上皮的分泌物。

脐尿管囊肿一般无症状，体检时可在下腹正中触及囊性包块，大小不等，不随体位移动，部位表浅，与腹壁关系密切。大的脐尿管囊肿类似腹腔内肿瘤，可压迫肠道引起腹痛等症状，当囊肿合并感染时，临床上常表现为腹痛、发热、局部压痛等，下腹部中线深部大脓肿，可穿破腹壁导致经久不愈的脐尿管瘘，也可穿入腹腔、膀胱，引起腹膜炎和膀胱炎。

CT 表现：CT 可显示囊肿的部位、大小、形态、密度及其毗邻关系，是诊断脐尿管囊肿理想而简便的方法。

第三节　泌尿系统肿瘤的 CT 诊断

一、肾细胞癌

肾细胞癌是最常见的肾恶性肿瘤。现在医学界一致认为其来源于肾小管上皮，发生在肾的实质内，故称为肾细胞癌或肾癌。

从病理学上，肾细胞癌主要来源于肾小管上皮细胞，约有6%也可由肾皮质腺瘤恶化而成，此癌一般不具备包膜，仅有一纤维组织构成的假包膜，这已由 MRI 与病理对照研究证实。癌略呈球形，其中结构不一致，可有囊变、出血、坏死或钙化。肿瘤细胞核小面深染，有腺状和管状结构，细胞质内含较大量胆固醇物质，在制作切片及染色过程中被溶解，呈现透明状细胞，故名为透明细胞癌。另有少数肿瘤是由许多小的颗粒细胞组成，称为颗粒细胞型肾癌；还有极少数由梭形细胞组成，也有由混合细胞组成者。

肾细胞癌体积与预后有一定关系，当肿瘤直径在 3 cm 以下时，一般局限于肾包膜内，称为小的肾癌，较易治疗，预后也较好。当肿瘤穿破肾包膜后，则可能发生血行和淋巴转移，或形成肾静脉或下腔静脉内的瘤栓，甚至进入右心房内。过去认为一旦发生瘤栓则不能手术，目前已知，若能在手术切除肾原发癌时摘除这些瘤栓，并不影响其预后。若肿瘤已经血液循环转移到肺、骨骼、脑、肝等脏器，则认为是不能根治的指征。肾癌扩散到肾周淋巴组织或淋巴结者，预后不佳。

肾细胞癌有 3 个主要症状，即血尿、肿物、腰痛。约有78%的患者因血尿就医，说明肿瘤已穿破肾实质侵入肾盏、肾盂。腰部或上腹部出现肿块，常在血尿症状后出现。腰痛常表现为腰部钝痛或隐痛，这是由肿瘤牵扯肾包膜所致。当有血块通过输尿管下行排泄时，患者常感肾绞痛。3 个主要症状俱全者多系晚期病例，仅占肾细胞癌所有病例的 5%～16%。据报道，肾细胞癌病例中兼有 3 个症状者占 17%，没有任何临床症状者则有 6%，多为早期病例。近年由于体检的普及，越来越多的无症状肾癌患者，是由体检发现的。有 1/5 ~ 1/4 的病例伴有低热症状，这是因为瘤内出血吸收正铁血红蛋白或肿瘤排出毒素物质所致。

　　疑有肾细胞癌时，常用的影像学诊断方法如下：① IVP 或逆行肾盂造影。②腹部超声检查。③ CT 扫描。一般宜先做平扫，然后做静脉增强扫描。CT 对诊断肾细胞癌有许多独到的地方，能准确地发现肾内有无占位性病变，可显示病变的部位、形状、大小。从密度的特点及增强后密度的变化，可显示肿瘤内部结构，如肿瘤内的坏死出血、囊变及钙化成分。CT 能判断肾静脉、下腔静脉内是否有瘤栓，瘤栓较大时，血管管腔扩大，内有软组织密度的增强缺损。CT 能发现肾细胞癌的浸润情况，如肿瘤穿破肾包膜侵入肾周围脂肪囊或侵入肾筋膜而蔓延到腹腔时，均能准确地显示。CT 能发现肾细胞癌有无转移至淋巴结及远处脏器或组织。若用螺旋 CT 扫描，可观察注射对比剂后的肾动脉期、肾实质期、分泌期的不同表现及肾皮质、髓质的异常，对发现早期病变帮助甚大。④肾血管造影。对观察肾占位性病变的血运情况有帮助，不过增强扫描亦可很好地观察病变的血运情况，而血管造影多作为肿瘤术前介入治疗的方法。⑤ MRI。多用于 CT 表现不典型的病变，可获得更多的诊断信息。

　　总之，较大的肾细胞癌，尿路造影可发现异常，对小的肾细胞癌的诊断帮助不大。超声对发现肾细胞癌甚有帮助，故常用作初筛方法，发现无症状的肿瘤，但对显示病变内部结构能力较差，对鉴别诊断作用有限。目前认为 CT 与 MRI 为诊断肾细胞癌的较理想的检查方法，CT 更为实用。这两种检查方法不仅能用于肾细胞癌的诊断，还可作出分期诊断。

（一）肾细胞癌常见的 CT 征象

　　平扫时肾细胞癌表现为形态不规则的软组织肿块，常使肾外形扩大或局部隆起，多数呈浸润状生长，边界不清。肾细胞癌内可含囊变、出血、坏死、钙化等结构，尤其以坏死改变甚为常见，增强扫描后此种变化更为清晰。

　　有时平扫时肾细胞癌显示不清，只有在增强扫描后才能发现，故为了诊断肾细胞癌，增强扫描是必不可少的手段。增强扫描肾细胞癌强化明显，但整体仍较肾实质为低，这主要是由于肾细胞癌组织内没有正常的肾小管结构，因此肿瘤部分增强的程度没有正常肾组织那样高。

　　增强扫描具有诊断价值，可清晰显示正常肾组织与肾细胞癌间的界线，更能看到肿瘤与肾包膜之间的关系，这对判断肿瘤发展的程度有密切的关系。更有意义的是观察肾静脉内或者下腔静脉内有无瘤栓存在，它表现为增强的血管腔内有低密度的不规则的占位病灶。若有瘤栓，则应追溯其原点，若在下腔静脉的上下有瘤栓，还应扫描到心脏水平看右心房内有无肿瘤存在。

　　对较大的肾细胞癌还应观察其向外浸润的其他征象，例如是否侵犯肾筋膜、肾周其他脏器，如肾上腺、局部淋巴结等。对判断有无淋巴结转移，CT 上显示短径大于或等于 1.5 cm 者应考虑为转移的可能性，而短径小于 1.0 cm 者则为正常范围内的淋巴结，介于 1.0 ~ 1.5 cm 者一般不易定性，属于应密切观察的范围。

　　肾细胞癌同时可存在瘤内出血，表现为高密度灶，也可合并肾盂积水，少数也可合并化脓感染。

（二）肾细胞癌的分期

肾细胞癌的 TNM 分期如下：T 指原发肿瘤的大小，分为 T_1、T_2、T_3、T_4，T_1 表示肿瘤局限于肾内，最大径小于或等于 7 cm；T_2 表示肿瘤局限于肾内，最大径大于 7 cm；T_3 表示肿瘤侵及主要静脉、肾上腺、肾周围组织，但未超过肾周筋膜；T_4 表示肿瘤浸润超过肾周筋膜。N 指远处转移淋巴结，分为 N_0、N_1、N_2。M 指远处肿瘤转移的存在与否，M_0 表示没有远处转移，M_1 表示有远处转移。临床分期上，肾癌分为 I 期、II 期、III 期和 IV 期。

在肾细胞癌确诊后，更重要的问题是作出一个正确的分期诊断，因为这与它的治疗密切相关。例如 I 期及 II 期的肾细胞癌局部或全肾切除是标准的治疗方法，而 IV 期的肾细胞癌只能做姑息治疗，III 期肿瘤的治疗则取决于其蔓延范围，III 期又伴有广泛淋巴结转移时，也只能行姑息治疗。I 期及 II 期手术治疗区别不大，而对于 III 期、IV 期，判断肿瘤是否侵及肾周间隙结构，对治疗还是非常重要的。在肾细胞癌的分期准确性方面 CT 与 MRI 虽然接近，但仍以 CT 最为常用。目前的分期标准不强调肾包膜有无侵犯，只要肿瘤位于肾内就是 T_1（$\leqslant$ 7 cm）或 T_2（> 7 cm）肿瘤。有时难以区别的是，是否有肾周脂肪或肾窦脂肪的侵犯。有的 I 期或 II 期病例肾包膜模糊不清，疑为肾周脂肪侵犯，而病理证实没有，这是由肾周水肿、感染引起的炎症所致。

有静脉瘤栓的病例可做外科肾根治切除再加瘤栓切除。在诊断瘤栓时，必须弄清晰是否已从肾静脉进入下腔静脉。若已进入下腔静脉，则应弄清瘤栓最高平面是否仍位于肝静脉平面以下，此时可做原发肿瘤根治切除，然后切开下腔静脉再切除瘤栓。若瘤栓已达到肝静脉平面以上，则应行术中心肺短路再结合胸腹联合切口以切除全部瘤栓。除了决定瘤栓的最高平面以外，还应明确静脉内的瘤栓是否已侵犯静脉血管壁，合理的外科治疗还应切除被侵犯的血管壁。

瘤栓的另一个征象是静脉扩大，但仅靠这一征象诊断瘤栓是不够的，尤其是左肾静脉在肾细胞癌时虽无瘤栓也可能表现为扩大。这是因为多数的肾细胞癌属多血管型，血流量增加会使肾静脉变粗而不一定有瘤栓存在。诊断静脉瘤栓最可靠的征象是瘤栓本身有血供应，故瘤栓也随肾细胞癌而增强。

诊断瘤栓所使用的扫描增强技术非常重要，快速注射及动态扫描能发现较多的瘤栓。最理想的还是螺旋 CT，在短的扫描时间内，得到最大量的信息量，避免了器官的运动，减少了伪影，部分体积效应也可避免，能对肾细胞癌的诊断及分期诊断有帮助。

二、肾盂、输尿管的移行细胞癌

肾盂肿瘤比较少见，它与肾腺瘤的发生率之比为 1 :（4 ~ 5）。肾盂肿瘤发生率较单纯输尿管肿瘤又高 2 ~ 3 倍，而膀胱癌发病率为肾盂原发肿瘤的 50 倍。在肾盂肿瘤的病理学上，肾盂、输尿管肿瘤来源于尿路上皮，多为乳头状移行上皮癌，占 85% ~ 95%；此外还有 10% 为鳞状细胞癌；腺瘤则不到 1%。一般将肾盂肿瘤按组织学特点分为 4 类：第一类为良性的乳头状瘤；第二类为低度恶性的乳头状瘤；第三类为浸润性较强的恶性肿瘤，不过发展仅限于肾内；第四类为恶性度很高的肿瘤，常侵犯肾盂及肾外组织。影像学诊断中不能忽视全尿路上皮肿瘤的概念，强调尿路上皮肿瘤存在多器官发病的趋势。肾盂肿瘤主要的症状是血尿，全程无痛肉眼血尿为其特点，血凝块阻塞输尿管时可出现肾绞痛。

CT 扫描对诊断肾盂移行细胞癌有重要作用，可显示肾盂内软组织肿块，增强扫描可轻度强化。此法可确诊此瘤的存在，并且也可判断肿瘤的浸润范围，对分期诊断有重要作用。

CT 表现：①肾盂内有组织肿块，且密度高于尿液，平扫时 CT 值为 8 ~ 30 HU，而肾窦脂肪 CT 值为 − 120 ~ − 60 HU，肾囊肿 CT 值为 − 10 ~ 10 HU。肾盂移行细胞癌的密度有一定诊断价值，它与肾盂内常见的其他占位性病变不同，如肾盂内血凝块 CT 值一般为 50 ~ 65 HU，较肾盂移行细胞癌的密度稍高，而又远较肾盂结石的密度低，略高于正常肾实质。②典型的肾盂移行细胞癌常居于肾盂的中央部，常为离心性膨胀生长，可侵犯肾窦及肾实质。肾盂移行细胞癌常不引起肾脏外形改变为其特点之一。③注射对比剂后，肾盂移行细胞癌可轻度强化为 18 ~ 50 HU，强化程度仍较正常的肾实质强化程度低。④少数肾盂、输尿管的移行细胞癌也可发生钙化，约占全部疾病的 1%。此时肾盂肿瘤软组织肿块内可见散在或集中的不规则状高密钙灶。⑤增强扫描有时可见有肾实质延迟增强现象，有时也表现为条带状肾实质相，密度较低，与健肾实质的密度比较甚易发现。若肾盂移行细胞癌位于肾小盏内或肾盂癌向肾盂周围浸润时，常可使肾小盏或肾盂变形、压迫、移位、梗阻，甚至发生积水，尤其当其发生于肾盂输尿管连接部时，积水的发生率更高。若肾盂肿瘤侵犯大部肾脏或蔓延至肾外，其表现则很类似肾细胞癌。⑥ CT 对肾盂、输尿管的移行细胞癌的另一价值是对肿瘤的发展程度作出术前分期诊断。Ⅰ 期，肿瘤无浸润，局限于肾盂内；Ⅱ 期，有表浅浸润，但未侵及肌层及肾实质；Ⅲ 期，有肌层及肾实质浸润，侵入肾盂脂肪或肾周脂肪层，而无淋巴结转移；Ⅳ 期，肿瘤已侵犯临近血管、淋巴系统，或已发生远处转移，如肺、骨骼、肝脏等。Ⅰ、Ⅱ 期为早期，手术治疗预后良好，Ⅳ 期为晚期，只可做姑息治疗。⑦输尿管肿瘤表现为管腔内不规则的肿块，小的密度均匀，大的则不均匀，其周围管壁局限性增厚。增强扫描可见肿块中度增强，局部管腔狭窄。病变近端输尿管可扩张，严重者患侧肾盂也可有积水扩张。癌灶可能多发，此时应观察输尿管全长，以免漏诊。为了观察全部输尿管，最好应用多层螺旋 CT 扫描，在增强扫描后动脉期及分泌期做 CPR 和容积再现（VR）重组影像观察。

三、膀胱癌

膀胱癌肿瘤呈乳头状、息肉状、结节状、溃疡状或浸润性占位，有些肿瘤弥漫整个膀胱，有些则形成溃疡或浸润，导致管壁增厚。高级别肿瘤可能表现为硬癌。

膀胱癌主要为移行细胞癌，移行细胞癌的组织病理学分型可分为乳头状非浸润性肿瘤（低度恶性乳头状上皮肿瘤、低分化或高分化的乳头状癌）、原位癌及浸润性癌。

CT 表现：由于较高的空间分辨率及对周围组织器官的有效显示，CT 已经较好地应用于膀胱移行上皮癌的诊断。多期增强扫描可同时对泌尿系统上皮、肾脏实质、肾脏及集合系统周围组织进行评价。CTU 依赖于对比剂排泌入膀胱后显影，平扫也可一定程度地显示膀胱的情况。在平扫 CT 影像中，膀胱移行细胞癌的密度高于尿液及肾实质，CT 值为 5 ~ 30 HU，但又低于血凝块（40 ~ 80 HU）或钙化（> 100 HU）。CTU 分泌期，膀胱移行细胞癌表现为边界清晰的有蒂或无蒂充盈缺损，其他表现包括膀胱壁不规则，局灶性或弥漫性管壁增厚等。根据增强扫描后 CT 值变化，可较容易鉴别膀胱移行细胞癌与结石或血凝块。

根据病理可知，乳头状非浸润性肿瘤，腔内占位的宽基底与管壁相连，连接处管壁多数有轻度增厚。而浸润性癌附着处膀胱壁明显增厚，腔内占位出现相对较少。当肿瘤侵犯出膀胱浆膜层时，周围脂肪间隙可因肿瘤浸润而模糊，但在 CT 图像中，这些表现并不具有特异性。因为很多上尿路良性疾病，如炎症、结核、息肉等，其 CT 图像也表现为膀胱壁增厚、软组织占位、膀胱壁僵硬及周围脂肪间隙模糊等。

四、膀胱与输尿管的良性肿瘤

（一）乳头状瘤

乳头状瘤多为单发，少数多发者称为乳头状瘤病。肿瘤体积小，直径在 2 cm 以下，蒂细而柔软，表面呈细的绒毛状，乳头细小，以纤细的纤维血管为中轴，上皮一般在 6 层以下，可有分支，但分支并不融合。间质有水肿及慢性炎细胞浸润。膀胱移行细胞乳头状瘤可发生于膀胱黏膜的任何部位，但以膀胱侧壁和三角区最多见。临床上主要表现为无痛性血尿。

乳头状瘤切除后易复发，与低度恶性的乳头状癌难以区别。真正良性的乳头状瘤很少见，在膀胱与输尿管乳头状肿瘤中仅占 1% ~ 2%。

乳头表面被覆上皮与正常膀胱移行上皮非常相似。细胞大小、排列都很整齐，似正常分化。乳头轴心的间质纤细，由少量纤维结缔组织构成，其中含有少数薄壁毛细血管，并有少量炎性细胞浸润。

乳头状瘤虽然分化程度高，但手术切除后容易复发，并且随着复发次数的增加，分化程度降低，容易发生癌变；因此有人主张把移行细胞乳头状瘤看作低度恶性乳头状癌，而称之为移行细胞乳头状癌 I 级。

（二）息肉

息肉是一种临床上少见的良性肿瘤，病理上分为纤维上皮性息肉和炎性息肉，按病因分原发性息肉和继发性息肉，发病年龄为 20 ~ 40 岁，男性略多于女性，多数位于输尿管与肾盂交界处，多数为单发。膀胱与输尿管息肉临床症状缺乏特异性，多因患侧腰痛及间断性肉眼血尿或镜下血尿就诊。

CT 表现：CTU 可见膀胱或输尿管内条状或结节状充盈缺损，可见其以窄蒂或窄基底与壁相连，另一端游离于腔内。结节状息肉与肿瘤无法鉴别，而条状息肉较有特征性。增强后可见息肉强化，以此与血肿鉴别。

IVP 特点为：①好发于输尿管上段，以肾盂与输尿管交界处多见。②多为轻、中度积水，肾功能丧失缓慢。③输尿管梭形膨大、迂曲，且扩张范围大于充盈缺损长度。④充盈缺损的形态可变。⑤合并结石。结石大小与积水程度不符时应警惕息肉的存在。

五、肾母细胞瘤

肾母细胞瘤又称为肾胚胎瘤或 Wilms 瘤。先天性虹膜缺如、偏侧肥大、神经纤维瘤病、泌尿生殖系统畸形的患儿易患本病。

肾母细胞瘤系恶性胚胎性混合瘤，可发生于肾的任何部位，但始于肾盂者少见。肿瘤多单发，也可为多中心起源，4% ~ 10% 为双侧性。双侧肿瘤可同时或先后发病，两侧同时发生者一侧肿瘤往往较小，易被疏漏，但也可等大。肿瘤大多始于肾包膜下肾皮质，外生型肾母细胞瘤肿瘤主要向肾外生长，较罕见。起源于异位的肾母细胞瘤多发生在肾脏附近、腰椎旁及腹股沟，位于后纵隔及骶前的畸胎瘤内亦有报道。肿瘤呈圆形或椭圆形，少数为分叶状。体积较大，直径大多在 4 cm 以上，亦有达 28 cm 者。周围有纤维组织和受压肾组织构成的假包膜。切面呈鱼肉样，出血、坏死、囊变较常见，甚至可占瘤体的大部分，5% ~ 15% 肿瘤内有钙化灶，多位于坏死区域或呈弧线状位于周边被膜区。

病理学显示肿瘤内为未分化的肾胚组织，由胚芽、间叶、上皮 3 种成分构成，肾母细胞瘤的预后与组织分型明显相关。预后好的组织类型，有上皮型、间叶型、胚芽型、混合型及囊肿型，其两年生存率可达 92%，其中胚芽型稍差，两年生存率为 61.5%。瘤细胞有间变者称间变型或未分化型，预后不良。

肿瘤在肾实质内呈膨胀性生长。首先破坏假性包膜进入肾窦、肾内淋巴管和血管。肿瘤穿破肾包膜后侵犯肾周间隙和相邻组织器官。少数肿瘤侵犯肾盂或输尿管可种植或扩展到远侧尿路。肿瘤经淋巴系统扩散可侵及肾门、主动脉旁淋巴结。5% ~ 20% 侵犯肾静脉及下腔静脉，甚至在右心房内形成瘤栓。远处血行转移以肺部最常见，初诊时发现者占 8% ~ 15%。治疗随访过程中 8% ~ 10% 患者转移至肝，骨及脑内转移罕见。

肾母细胞瘤发病高峰为 1 ~ 3 岁，75% 见于 5 岁以下，90% 发生在 7 岁之前，新生儿极为罕见。临床表现为腹胀或无痛性包块，表面光滑，肿物大小悬殊，大时可过中线或入盆腔并引起压迫症状。少数有轻度腹痛、血尿、高血压、贫血、发热等症状。

（一）肾母细胞瘤的临床分期

Ⅰ 期：肿瘤局限于肾内，可完整切除；肾包膜完整，术前或术中无肿瘤破溃。肾床内无肿瘤。肾窦的血管未受侵犯。

Ⅱ 期：肿瘤侵及肾外但仍可完整切除。如肿瘤穿破到肾周组织，肾外血管内有瘤栓或被肿瘤浸润，术前或术中用针刺活检，有瘤组织有溢出，但限于肾窝，切除边缘无肿瘤残存。

Ⅲ 期：腹部有非血源性肿瘤残存。肾门主动脉旁淋巴结受侵；腹膜有种植转移，肿瘤穿通腹膜面呈隆突结节；在肿瘤切缘肉眼或镜下观有肿瘤残存；由于肿瘤浸润周围重要组织，不能完全切除。术前肿瘤自发破裂或术中损伤破裂，肿瘤溢出严重污染盆腔及腹腔。

Ⅳ 期：有血行、淋巴转移至肺、肝、骨、脑。

Ⅴ 期：双侧肾母细胞瘤，每侧按上述标准定期。

（二）肾母细胞瘤的 CT 表现

CT 检查时扫描应包括整个腹部，必要时加冠状面或矢状面重建。CT 平扫有利于显示病变内的钙化，增强扫描可显示患肾轮廓、病变结构，发现多中心病灶及淋巴结、静脉和对侧肾有无侵犯等。CT 还可清晰显示肿瘤的位置和范围，有助于肿瘤分期。

肿瘤起自肾皮质，在肾内膨胀性或弥漫性生长，也有大部分向肾外膨隆而类似肾外肿物者。平扫时表现为肾区向周围生长的实性或囊实性肿物，少数则以囊性病变为主（囊肿型），瘤体一般较大，巨型者向前可抵腹壁，向内超越中线；同时向上、下伸展，压迫肝右后叶或位于胰、胃、脾间区，向下进入盆腔。轮廓多较光滑，或大分叶，截面呈边缘清晰的圆形或椭圆形肿块，肿瘤密度低于或接近肾脏（CT 值为 34 ~ 50 HU），瘤内密度不均匀，出血、坏死、囊变可形成瘤内低密度区，CT 值为 0 ~ 25 HU。CT 扫描可检查肿物内钙化和低密度的脂肪组织。残余的肾脏见于瘤体周围或上、下极内，平扫时与肿瘤的分界不清。部分患者含扩大的肾盂（盏）。少数患者肿瘤早期经肾盏突入肾盂呈息肉状生长。

增强扫描，肿瘤实体部分强化较轻（提高 40 HU），与明显强化的肾脏形成鲜明对比，勾出清晰的肿物边界，未受累肾部分的 CT 值可在 120 HU 以上，表现为肿瘤周边的新月形或厚薄不等的半环状高密度强化带，称"边缘征"。当肿瘤起自肾中部时病变肾受压外移，且有时形成多环状。肿瘤包膜可强化，肿瘤内出血、坏死、囊变区无强化显示更清晰。于肾盂显影期（注射对比剂后 2 分钟）则可见肿瘤对肾盂、肾盏的压迫、撑长、移位、扩张等表现。肿物包膜的边缘不规则或肾周脂肪模糊、狭窄、消失，肾筋膜增厚，提示肿瘤外侵。IVP 不显影的肾脏，在 CT 扫描可显示巨大肿瘤取代了全部肾脏结构，并常伴有出血和坏死。血管侵犯于增强扫描早期显示较清晰的占 4% ~ 10%，下腔静脉增粗，腔内充盈缺损多提示有瘤栓存在。文献报道肾母细胞瘤 40% 肿瘤侵犯肾静脉，但 CT 常不易确定肾静脉病变，有时瘤栓经下腔静脉进入右心房于心房内形成圆形低密度灶。肾门腹膜后淋巴结肿大可由淋巴转移或肿瘤直接蔓延所致。

小于 1 cm 的淋巴结不易显示，腹部 CT 应同时细察其他脏器及对侧肾脏情况，发现有无小肿瘤及肝内转移。

肿瘤破裂可致腹膜后或腹腔种植，侵犯腹膜的脏层或壁层。初诊时小儿应同时做胸部 CT 扫描，确定肺内有无单发或多发大小不等的转移结节，有助于制订治疗计划。

术后、放化疗后也应定期做胸部及腹部 B 超检查或 CT 扫描，以观察疗效。

参考文献

[1] 关雪婷，莫泳康，林桂丽，等. 食管癌淋巴结转移的 CT 与病理诊断的比较研究 [J]. 汕头大学医学院学报，2022，35（3）：141–144.

[2] 侯红军. 现代影像诊断实践 [M]. 北京：科学技术文献出版社，2019.

[3] 胡福永. 胸部 CT 诊断与鉴别诊断 [M]. 北京：科学技术文献出版社，2018.

[4] 胡予. 甲状腺疾病诊断与治疗 [M]. 上海：上海科学技术文献出版社，2020.

[5] 黄计贤，林坚全. 多层螺旋 CT（MSCT）多平面重建技术（MPR）对磨玻璃密度结节样肺癌的诊断价值 [J]. 首都食品与医药，2020，27（10）：89–90.

[6] 纪建松，韦铁民. 实用 CT 诊断手册 [M]. 北京：科学出版社，2019.

[7] 菅吉华等. 临床疾病影像诊断 [M]. 长春：吉林科学技术出版社，2019.

[8] 江万里. 现代胸部 CT 诊断与临床实用 [M]. 哈尔滨：黑龙江科学技术出版社，2020.

[9] 李超. 实用医学影像诊断精要 [M]. 哈尔滨：黑龙江科学技术出版社，2021.

[10] 李瑞书. 呼吸系统疾病诊断思维及临床治疗 [M]. 长春：吉林科学技术出版社，2019.

[11] 李森. CT 尿路成像和静脉肾盂造影在泌尿系统疾病诊断中的比较分析 [J]. 辽宁医学杂志，2021，35（2）：77–79.

[12] 林晓珠，唐磊. 消化系统 CT 诊断 [M]. 北京：科学出版社，2017.

[13] 刘兴光，庄儒耀，徐荣等. 当代影像医学技术与诊断 [M]. 天津：天津科学技术出版社，2018.

[14] 刘玉平. 胸腹部巨大淋巴结增生症的 CT 和 MR 诊断探讨 [J]. 影像技术，2020，32（6）：27–29.

[15] 吕仁杰. 现代影像诊断实践 [M]. 北京：中国纺织出版社，2022.

[16] 马爱冬. 临床 MR 与 CT 诊断学 [M]. 长春：吉林科学技术出版社，2018.

[17] 孟庆学. 实用临床 CT 诊断学 [M]. 北京：科学技术文献出版社，2019.

[18] 亓立勇. CT 诊断孤立性肺炎性结节的价值及影像特点观察 [J]. 中国 CT 和 MRI 杂志，2021，19（11）：65–67.

[19] 任玉洁. 临床 CT 和 MR 诊断技术与应用 [M]. 上海：上海交通大学出版社，2019.

[20] 山君来. 临床 CT、MRI 影像诊断 [M]. 北京：科学技术文献出版社，2019.

[21] 单海斌. 临床 CT 检查技术与应用 [M]. 长春：吉林科学技术出版社，2017.

[22] 宋秀明. 肺炎诊断与治疗 [M]. 上海：上海科学技术文献出版社，2020.

[23] 苏庆武. 临床胸腹部 CT 影像诊断 [M]. 长春：吉林科学技术出版社，2019.

[24] 孙立新. 临床 CT 与 MRI 诊断 [M]. 长春：吉林科学技术出版社，2016.

[25] 谭松. 消化系统疾病临床诊断与治疗 [M]. 云南科学技术出版社，2020.

[26] 唐汐. 实用临床影像学 [M]. 天津：天津科学技术出版社，2020.

[27] 王其军，韩志江，刘红光. 泌尿系统多层螺旋 CT 诊断学 [M]. 北京：人民卫生出版社，2017.

[28] 王文荣. 医学影像技术与诊断精粹 [M]. 济南：山东大学出版社，2022.

[29] 谢强 . 临床医学影像学 [M]. 云南科学技术出版社，2020.

[30] 邢卫红 . 腹部 CT 诊断与精要 [M]. 天津：天津科学技术出版社，2016.

[31] 徐元钊 . 肾脏疾病诊断与治疗 [M]. 上海：上海科学技术文献出版社，2020.

[32] 姚常雷 . 实用临床泌尿外科诊断与治疗 [M]. 北京：科学技术文献出版社，2018.

[33] 于广会，肖成明 . 医学影像诊断学 [M]. 北京：中国医药科技出版社，2020.

[34] 赵长安 . 实用 CT 诊断精要 [M]. 长春：吉林科学技术出版社，2016.

[35] 郑继慧，王丹，王嵩 . 临床常见疾病影像学诊断 [M]. 北京：中国纺织出版社，2021.